치매
예방과 치유,
물이 최고의 약

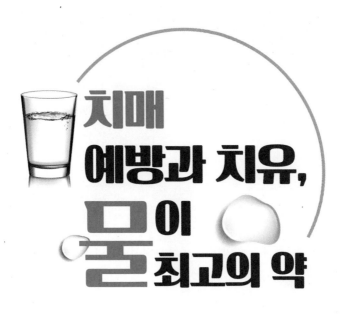

치매 예방과 치유, 물이 최고의 약

김영진 지음

BM (주)도서출판 성안당

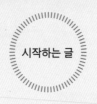

저는 21세기 최첨단 영양학을 공부하면서 세 번의 큰 충격을 받았던 경험이 있습니다.

첫 번째는 2017년 미국의 「Nutrition Therapy Institute」에서 '물'과 '소금'이 5대 영양소인 탄수화물, 지방, 단백질, 비타민, 미네랄보다 더 중요한 '필수 영양소'라는 정보를 접했을 때, 두 번째는 뇌질환으로 알려진 불면증, 우울증, 치매, 파킨슨병, 공황장애, 조현병통합실조증, 강박증, 루게릭병 등이 물과 소금만으로도 치유·개선될 수 있다는 정보를 접했을 때, 세 번째는 치매 환자의 다양한 증상 중 약 80퍼센트가 물로 치유·개선됐다는 정보를 접했을 때였습니다.

이러한 정보를 주변 사람에게 알려 물과 소금을 섭취하게 한 결과는 무척 놀라웠습니다. 약물에만 의존하던 치매 질환이 충분한 양의 물과 적당량의 소금 섭취로 치유·개선된 것입니다. 물은 단순한 맹물이 아니며, 소금은 단순한 조미료에 불과한 것이 아니라 인체에 가장 중요한 영양소이며, 특히 치매 예방과 치유에 필수적인 영양소라는 사실을 실제로 확인한 것입니다.

'어떤 문제가 해결되지 않을 때 한 발 뒤로 물러서서 원인을 분석하면 해결책이 보인다'라는 것은 누구나 아는 진리입니다. 천문학이 제대로 발전하지 않고 제자리걸음만 하고 있던 17세기, 갈릴레오 갈릴레이가 목숨을 걸고 '태양이 지구를 중심으로 도는 것이 아니라 지구가 태양을 중심으로 돌고 있다'라는 지동설을 발표한 것처럼, 현대 의학의 약물요법과는 달리 "물이 치매의 예방과 치유에 가장 효과적이다"라는 저의 주장에 대부분 "무슨 뚱딴지같은 소리를 하느냐?"라며 비웃을 수 있습니다. 하지만 '치매가 물로는 예방·치유되지 않는다'라는 학설도 아직까지 발표되지 않았습니다.

가장 중요한 점은 인내심을 갖고 직접 체험해 보는 것입니다. 자신이 직접 체험해 확신한 것은 그 어떤 학설이나 논문보다 강한 설득력이 있습니다. 100년 이상 약물요법으로 해결될 기미가 보이지 않는 치매의 예방과 치유를 위해 '생명의 근원인 물'을 활용해 보는 것도 지혜로운 방법 중 하나가 아닐까요?

이 책의 1부에서는 치매가 암보다 무서운 이유, 건망증과 치매의 차이, 왜 남성보다 여성에게 많이 발생하는지, 치매 환자의 뇌에서는 어떤 일이 벌어지고 있는지 등 치매에 관한 전반적인 내용을 살펴봅니다. 2부에서는 치매를 일으키는 식품과 치매에 안 좋은 영향을 끼치는 나쁜 식습관을 소개하고, 3, 4부에서는 체내 물 부족으로 뇌에 물 공급이 원활하게 되지 않아 결국 치매로까지 영향을 미치는 과정과 물이 치매의 예방과 치유에 어떻게 도움이 되는지에 관해 이야기합니다. 5부에서는 물, 소금 섭취와 함께 운동, 독서 등의 생활 습관 개선으로 치매를 예방하고 치유하는 데 도움받는 방법을 소개합니다.

이 책의 주목적은 치매의 예방과 치유를 위한 최신 정보를 제공해 심각한 심장 질환자와 신장 장애가 있는 분을 제외하고는 적당량의 물과 소금 섭취를 한 번쯤 시도해 볼 것을 권하는 데 있습니다. 인내심을 갖고 꾸준히 실천하면 틀림없이 좋은 결과를 얻을 수 있습니다.

현재 우리나라에서는 '치매 국가 책임제'를 시행하고 있습니다. 이러한 제도 아래에서 치매 환자가 늘어나면 국가의 재정이 압박을 받게 됩니다. 이 책에 수록된 정보가 개인의 치료 비용은 물론 국가의 치매 관리 비용을 경감하고, 국민 각자가 치매 걱정 없이 건강한 노후 생활을 하는 데 보탬이 된다면 이보다 더한 기쁨은 없을 것입니다.

2022년 봄
김영진

차례

시작하는 글 · 04

치매를 예방하거나 치유하기 위해서는 정확한 최신 정보를 알아야 합니다. 치매가 암보다 무서운 이유는 무엇인지, 왜 남성보다 여성에게 많이 발생하는지, 건망증과 치매의 차이는 무엇인지, 치매 환자의 뇌 속에서는 어떤 일이 벌어지고 있는지, 외국에서는 왜 치매 치료제를 인정하지 않는지, 치유의 걸림돌은 무엇인지를 아는 것이 중요합니다.

1부

치매의
현주소

1.
치매, 암보다 무섭다

2014년에 실시된 우리나라 치매 인식도 조사에 따르면, 노인이 가장 두려워하는 질병은 '암'이 아니라 '치매'였습니다. 치매를 암보다 무서운 질병으로 여기는 비율은 30대에서는 27퍼센트, 40대에서는 35퍼센트, 50대에서는 40퍼센트, 60대에서는 43퍼센트로 나타났습니다. 나이가 많을수록 치매가 현실적인 문제로 부각되고 있는 것입니다.

미국의 경우에도 총인구의 22퍼센트, 영국은 31퍼센트가 죽음이나 암보다 치매를 더 두려워하는 것으로 나타났습니다. 치매는 우리나라 노인뿐 아니라 전 세계 사람이 가장 두려워하는 질병으로 여기고 있습니다. 인간은 누구나 단 하루라도 품위 있게 살고 싶은 욕망이 있기 때문에 이는 자연스러운 현상이라고 생각합니다.

제가 '치매가 암보다 무섭다'라고 말하는 이유는 사람은 나이가 들수록 다른 사람에게 존중받으며 품위 있게 살아야 한다고 생각하기 때문입니다. 하지만 치매가 생기면 이러한 모든 바람이 송두리째 사라지고, 인간으로서 대우를 받기 힘들어집니다.

기억이 사라진다

건망증은 힌트를 주면 "아~ 맞다. 이제야 생각나네!" 하고 맞장구를 치면서 대화를 이어가지만, 치매는 자신이 직접 경험한 일이 통째로 기억 속에서 사라져버린 탓에 아무리 힌트를 줘도 도무지 생각이 나지 않습니다. 넓은 강 위에 설치된 다리가 끊어지면 차량이 통행할 수 없는 것처럼 기억을 연결해 주는 다리가 끊어진 것입니다.

30대 남성 A씨

A씨는 어느 날 어머니의 부탁을 받고 소고기와 식용유를 사기 위해 집을 나섰습니다. 정육점과 슈퍼마켓은 집에서 불과 5분 남짓한 거리에 있었지만, A씨는 마치 처음 온 곳인 듯 두리번거리며 길을 헤매다 겨우 목적지에 도착해 필요한 것을 사서 집에 돌아왔습니다. 그런데 A씨의 손에 들린 건 소고기뿐이었습니다. 어머니가 "나중에 부탁한 기름은 왜 안 사왔어?" 하고 물어도 고개만 갸우뚱거립니다. 슈퍼마켓에 들러 사와야 할 식용유가 A씨의 기억 속에

서 사라진 것입니다.

때로는 혼자서 식사할 경우가 있는데, 식사 후 반찬뚜껑을 닫아 냉장고에 넣는 평범한 일조차 A씨에게는 너무나 벅찬 일이 됐습니다. 심지어 새벽에 집안의 화장실을 제대로 찾지 못해 거실에서 소변을 보는 실수도 저질렀으며, 외출했다가 집으로 돌아오는 길을 찾지 못해 공원에서 며칠 동안 노숙 생활을 하기도 했습니다.

30대 남성 B씨

직장인 33세 남성 B씨는 약혼녀와 신혼집을 구하기 위해 만나기로 약속했습니다. 이러한 사실을 까맣게 잊어버린 B씨는 약혼녀로부터 "왜 안 오느냐?"라는 전화를 받았습니다. 하지만 B씨는 "아무리 생각해도 약속한 기억이 없다"라고 말했습니다. 약혼녀가 "며칠 전에 ○○에서 만나 영화 보고 △△을 먹고 헤어지면서 오늘 신혼집을 보러 가기로 약속하지 않았느냐?"라는 힌트를 줬는데도 전혀 생각나지 않습니다. 그날의 기억이 머릿속에서 완전히 사라져버린 것입니다.

50대 여성 C씨

전업주부인 C씨는 음식 냄새를 제대로 맡지 못해 냄비를 여러 번 태워 남편 몰래 버린 적이 한두 번이 아니었을 뿐 아니라 미각도 둔해져 애를 태우고 있었습니다. 증상은 점점 심해져 식탁 위에 놓아야 할 수저와 젓가락을 손에 들고 만지작거릴 뿐, 어떻게 해야 할지 몰라 안절부절못합니다. 국을 퍼서 국그릇에 담을 때도 국자 대신 주걱을 사용하기도 합니다.

60대 여성 D씨

제법 큰 가게를 운영하는 60대 초반의 D씨가 아침에 출근하려고 승용차에 탔습니다. 그런데 운전석에 있어야 할 핸들이 없어진 것을 발견하고 차 안을 뒤지기 시작했습니다. 그러다가 문득 자신이 운전석이 아니라 뒷자석에 앉아 있다는 사실을 깨닫습니다. 자동차 뒷좌석에 앉아 운전대를 찾고 있었던 것입니다. 이러한 일이 처음이라면 '그럴 수도 있지!' 하고 넘어갈 수 있지만, 문제는 이와 비슷한 일이 자주 발생한다는 것입니다. 그뿐 아니라 직원이 정리해 둔 스케줄을 살펴보면서 어느 것을 먼저 해야 할지 망설이기도 합니다. 가게를 다른 사람에게 맡길 형편이 안 돼 하는 수 없이 운영하고는 있지만, 이런 일이 자주 발생하다 보니 마음이 항상 불안합니다.

이처럼 65세 이하의 치매 환자가 해가 거듭될수록 늘어나고 있습니다. 젊은 사람의 머릿속이 하얀 백지가 돼가는 젊은 치매는 주변 사람을 안타깝게 합니다. 젊은 치매 환자의 가족은 "조금 전에 자신이 한 말을 기억하지 못하는 것은 물론이고, 가족의 이름조차

16

기억하지 못하고, 성격도 점점 포악해져 폭력을 행사하기도 한다"
라고 말합니다. 이처럼 젊은 치매는 일상생활을 송두리째 망가뜨립
니다.

보건복지부 산하 단체인 중앙치매센터에 따르면, 2018년 기준
치매 환자 약 75만 명 중 7만 명 정도가 '젊은 치매'를 앓고 있는 것
으로 나타났습니다. 이는 치매 환자 10명당 1명에 해당하는 비율입
니다.

'노인성 치매'는 대부분 직장에서 은퇴한 후에 발생하지만, '젊은
치매'는 사회 활동이 왕성한 청년이나 장년층에서 발생하기 때문에
직장에서의 직무 수행이 어려워지고, 퇴직과 동시에 경제적인 어려
움에 직면하게 됩니다. 치매 환자의 연령대가 점점 낮아지고 있는
것은 결코 한 개인만의 일이 아닌 사회 전체가 책임져야 할 일이라
고 생각합니다.

수행 기능이 저하된다

생각하고 계획한 대로 일을 해내지 못하는 수행 기능 저하 증상을
보이는 치매 환자가 많습니다.

50대 주부 E씨
치매 환자인 가정주부 E씨는 잡채가 먹고 싶다는 남편의 말을 듣고

요리를 시작했습니다. 잡채를 만들려면 당면, 당근, 시금치, 양파, 파프리카, 고기 등과 같은 재료를 준비한 다음 채소를 썰어 프라이팬에 볶고 마지막에 고기를 볶아 당면과 함께 버무려야 하는데, 당근을 썰지 않은 채 볶기도 하고, 고기를 볶지도 않고 당면과 함께 버무려 잡채가 엉망이 돼버렸습니다.

80대 남성 F씨

노인성 치매를 앓고 있는 80대 남성 F씨가 거실에서 텔레비전을 멍하니 바라보고 있습니다. 딸은 그 모습이 안쓰러워 텔레비전 리모컨을 가져다드렸습니다. 그랬더니 리모컨이 어디에 쓰는 물건인지 모르는 듯 물끄러미 바라보기만 합니다.

노인성 치매가 심해지면 대변을 손으로 만지거나 심지어 벽에 칠하는 행위까지 하게 됩니다. 인간의 존엄성이 털끝만큼도 남아 있지 않은 서글픈 말년이 되고 마는 것입니다.

직장인이 어떤 직무를 수행할 때는 목표를 정한 다음 계획을 세우고 실행에 옮기는 순서로 진행하는데, 치매 환자는 어떤 순서로 어떻게 수행해야 좋을지 몰라 업무를 효율적으로 처리하지 못합니다. 수행 기능에 문제가 발생하면 회사 내에서의 업무는 물론 외부 활동에도 지장을 초래해 사회 생활이 어려워집니다. 또한 성격도 변해 쉽게 화를 내거나 폭력적인 행동을 하게 돼 주변 사람들에게

"갑자기 사람이 변했다"라는 말을 듣습니다.

수명이 짧아진다

젊은 사람의 경우 치매 진단을 받으면 생존 기간이 65세 이후에 발생하는 노인성 치매보다 훨씬 짧은 것으로 밝혀졌습니다. 네덜란드 자유대학교Vrije Universiteit 메디컬센터의 치매 연구팀이 젊은 치매 환자약 4,500여 명의 자료를 종합해 분석한 결과에 따르면, 젊은 치매는 진단 후 생존 기간이 평균 6년에 불과하며, 치매 형태별 생존 기간은 전두엽·측두엽 치매가 6.4년, 알츠하이머 치매는 6.2년, 혈관성 치매는 5.7년, 루이소체 치매는 5.1년으로 나타났습니다.

젊은 치매이든 노인성 치매이든 가족 중 치매 환자가 생기면 가족 모두가 고통을 받게 됩니다. 젊은 치매는 사회 활동을 제대로 할수 없게 돼 가정에 경제적인 부담을 안기고, 환자의 성격까지 포악해지는 경우가 많아 가정의 평화가 깨지기 쉽습니다.

치매는 보통 20~30년 전부터 시작됩니다. 치매가 30대에 발생했다면 그 원인을 10대에서 찾아야 합니다. 다시 말해 30대에 발생한 치매의 원인을 10대 때의 건강에 좋지 않은 식생활과 불규칙한 생활 습관에서 찾아야 한다는 것입니다.

부모는 자녀가 어렸을 때부터 몸에 이로운 음식과 해로운 음식을 분별하고, 규칙적인 생활 습관이 몸에 배도록 지도해야 할 책임이 있다는 것을 지적한 사람은 녹즙기를 개발해 천연주스를 즐겨 마시며 100세까지 무병장수했던 노먼 워커Norman Walker 박사입니다. 박사는 평소 "어린 자녀에게 글씨를 가르치기 전에 음식의 중요성부터 가르쳐라", "어렸을 때의 식생활이 평생의 건강을 좌우한다" 등의 이야기를 통해 건전한 식생활이 어떠한 교육보다 중요하다는 것을 강조했습니다. 젊은 치매가 유행하기 시작하는 현실에 비춰볼 때 반드시 명심해야 할 교훈입니다.

2

국내 치매 현황

노인성 치매

우리나라에서는 치매를 연령대에 따라 노인성老人性 치매와 초로기
初老期 치매로 분류합니다. 노인성 치매는 65세 이상의 노인, 즉 주
로 나이가 많은 사람에게 발생하는 반면, 초로기 치매는 65세 미만
의 40~50대 장년층에 발생합니다. 요즘은 30대 이하의 젊은이, 심
지어 10대 청소년에게도 발생하기 때문에 필자는 60세 이상의 치
매는 '노인성 치매', 40~50대는 '초로기 치매', 30대 이하는 '젊은
치매'라고 표현하겠습니다.

  2020년 현재 치매를 종류별로 분류하면 60세 이상에서는 알츠
하이머 치매가 73.5퍼센트, 혈관성 치매가 11.1퍼센트, 기타 치매
가 15.4퍼센트입니다. 반면, 65세 이상은 알츠하이머 치매가 76퍼

센트로 63만 2,305명, 혈관성 치매가 9퍼센트로 7만 1,555명, 파
킨슨병·루이소체 치매를 포함한 기타 치매가 15퍼센트로 13만
2,008명이었습니다. 60세 이상 연령별 치매 환자 비율은 다음과
같습니다.

《 60세 이상 연령별 환자 비율 》

나이(세)	60~64	65~69	70~74	75~79	80~84	85 이상
환자 비율(%)	2.7	4.2	8.9	22.0	27.0	35.2

치매 환자 비율이 70대 전반기에는 8.9퍼센트로 낮은 편이었지
만, 후반기에는 22퍼센트로 급격하게 증가했고, 80대에서는 평균
31퍼센트로 약 3명 중 1명이 치매 환자로 매우 심각한 상황이라는
것을 알 수 있습니다. 특히 뇌가 쪼그라드는 알츠하이머 치매는 남
성보다 여성에게 더 많이 발생하고 있습니다.

젊은 치매

우리가 흔히 '치매'라고 하면 '노인성 질환'이라는 이미지가 강하지
만, 앞서 말했듯이 최근에는 30대 이하에서도 치매 환자가 발생하
고 있습니다. 심지어 10대 청소년에게도 발생하는 등 '젊은 치매'는
해가 갈수록 증가하기 때문에 사회적으로 매우 심각한 상황입니다.
　국민건강보험공단의 발표에 따르면, 2011~2015년 병원에서

치료를 받은 30대 이하의 치매 환자가 연평균 29.2명씩 발생했는데, 연도별로 살펴보면 2011년 15명, 2012년 40명, 2013년 37명, 2014년 28명, 2015년 26명으로 해마다 증가 추세에 있습니다. 심지어 10대 이하 소아청소년에게도 치매 증상이 나타나 2011년 2명, 2012년 4명, 2013년 6명, 2014년 4명, 2015년 7명이 '상세불명의 알츠하이머 치매' 진단을 받았습니다.

이와 같이 어린이·청소년을 비롯해 30대 이하의 청년에게도 발생하는 탓에 '젊다'는 의미의 영Young과 치매의 약 76퍼센트 정도를 차지하는 '알츠하이머 치매'를 결합한 '영츠하이머 치매'라는 신조어까지 생길 정도로 심각한 상황에 이르렀습니다.

젊은 나이에 발생하는 영츠하이머 치매의 특징은 노인성 치매와 달리, 진행 속도가 매우 빨라 자신도 모르는 사이에 상태가 심각해지고, 수명도 짧아진다는 것입니다. 젊은 치매는 어렸을 때부터 패스트푸드나 가공 음료를 즐겨 먹는 사람에게 발생한다는 연구 결과가 발표되고 있어, 일명 영츠하이머 치매는 부모의 책임이 크다고 할 수 있습니다.

치매 관리 비용

중앙치매센터의 발표 자료에 따르면, 2020년 국내 총 치매 관리 비용은 약 16조 5,000억 원으로, 2018년 16조 3,000억 원보다 2,000억 원가량 늘어났습니다. 국내 총 치매 관리 비용은 10년마다 평균 약 2.3배씩 증가해 2030년에는 33조 7,000억 원, 2040년에는 63조 1,000억 원, 2050년에는 100조 원을 넘어설 것으로 예측됩니다.

치매 관리 비용에는 치매 환자의 직접 의료비와 장기 요양 비용, 간접비환자 생산성 손실 비용 등이 포함돼 2020년 치매 환자 1인당 관리 비용은 2,072만 원으로 산출됐습니다. 연간 관리 비용은 1인당 최경도 환자 1,513만 원, 경도 환자 1,773만 원, 중등도 환자 2,621만 원, 중증 환자 3,249만 원으로 상승해 중증 환자의 연간 비용이 최경도 환자에 비해 약 2.1배 이상 높았습니다.

치매 환자가 많아질수록 사회가 부담해야 할 비용도 덩달아 늘어나기 때문에 치매는 국가 재정에 막대한 부담이 될 것이 분명합니다.

3.
건망증과 치매의 차이

사물에 대한 뇌의 기능에는 기억, 인식, 판단, 계산, 언어, 학습, 방향 감각 등이 있습니다. 이러한 기능은 남의 도움 없이 일상생활을 하는 데 매우 중요합니다.

치매는 뇌의 다양한 기능이 제대로 작동하지 않아 자기 자신·주변의 상황·사물에 대한 판단력이 부정확해져서 일상생활에 지장을 초래하는 상태로, 종류는 다양하지만 그중에서도 알츠하이머 치매가 약 76퍼센트, 혈관성 치매가 9퍼센트, 기타 치매가 15퍼센트 정도를 차지합니다. 치매 환자의 3대 특징은 무감동無感動, 무반응無反應, 무표정無表情으로, 지금까지의 삶이 순식간에 무너질 수 있다는 안타까운 신호이기도 입니다. 증상은 환자에 따라 천차만별이므로 먼저 건망증과 치매에는 어떤 차이점이 있는지 살펴보겠습니다.

최근 일을 잊어버린다

누구든지 나이를 먹으면 "그 사건이 발생한 것은 알겠는데, 언제인지는 잘 모르겠다", "그 사람의 이름이 빨리 생각나지 않는다", "너무 오래돼서 그 물건을 어디에 뒀는지 기억나지 않는다"와 같은 기억 장애가 나타나곤 합니다. 이러한 증상은 노쇠 현상 중 하나인 건망증에 속하지만, 치매 증상 중에서 가장 흔한 것은 자신이 경험한 것을 전혀 기억하지 못하는 '기억력 감퇴'입니다.

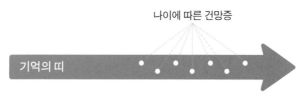

기억의 띠 군데군데 구멍이 나 있는 상태

치매 환자는 최근의 것을 기억하거나 생각해내는 능력이 쇠퇴해, 조금 전에 자신이 한 말이나 들은 말을 즉시 잊어버리곤 하기 때문에 "여기가 어디야?", "오늘은 무슨 요일이야?", "우리 손주가 몇 살이라고?"와 같은 질문을 수없이 반복합니다. 또는 먹고 싶은 과일을 꺼내려고 냉장고 쪽으로 갔다가 "내가 왜 여기 와 있지?" 하고 한참을 두리번거리다 되돌아오는 일이 자주 발생합니다.

_____ 치매 예방과 치유, 물이 최고의 약

경험한 일 자체를 망각한다

대부분의 사람은 며칠 전에 있었던 사소한 점은 기억하지 못하더라도 함께 식사한 사람과 어떤 대화를 나눴는지는 기억합니다. 하지만 치매 환자는 사람을 만나 대화를 나눴거나 약속을 했는데도 "나는 그 사람을 만났거나 약속한 적이 없다!", 조금 전에 식사가 끝났는데도 "왜 아직 밥을 안 줘?", 외출했다가 집에 돌아와서는 "오늘은 아무 데도 안 갔다", 친구들과 여행을 다녀왔는데도 "왜 나만 빼놓고 너희들만 갔다 왔느냐?"라고 말합니다. 과거의 일이 기억 속에서 완전히 사라진 탓에 주변 사람이 아무리 힌트를 줘도 생각이 나지 않는 것입니다.

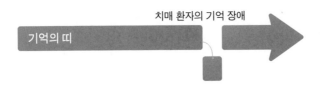

기억의 띠 일부가 끊어져 사라진 상태

과거 속에 머물러 생활한다

치매 환자는 최근의 일을 잊어버리고 과거의 일 위주로 기억하기 때문에 과거의 틀 속에서 생활하는 사람이 됩니다. 예를 들면, 결혼한

아들에게 "너는 언제 결혼할 거니?"라고 묻거나, 자신의 아내를 과거의 젊은 여성으로 착각해 "아가씨, 참 예쁘네요!"라고 칭찬하거나, 현재 살고 있는 집이 남의 집이라 착각해 "나, 우리 집으로 갈 거야"라고 말하기도 합니다.

젊은 사람이 자신의 경험한 일을 제대로 기억하지 못하면 "신경 쓰는 일이 많아서 그렇겠지!" 하고 이해할 수도 있지만, 노인이 기억하지 못하면 치매로 오해하는 수가 많습니다. 나이에 따른 건망증과 치매의 대표적인 차이는 다음과 같습니다.

◖ 건망증과 치매의 차이 ◗

구분	건망증	치매
기억력	힌트를 주면 "아, 그래 맞아! 이제 생각이 나네" 하며 대화가 이어진다.	아무리 힌트를 줘도 "난 그런 적이 없다"라며 대화를 중단한다.
경험한 일	중요한 것은 기억하지만, 사소한 것 중 일부를 잊어버린다. (예) 어제 아침식사는 기억하지만, 어떤 반찬을 먹었는지는 모두 생각나지 않음)	조금 전에 식사를 했는데도 "왜 아직도 밥을 안 줘?"라며 밥을 달라고 재촉한다.
잃어버린 물건	지갑을 둔 장소가 빨리 생각나지 않아도 찾으려고 노력한다.	지갑이 안 보이면 누군가가 훔쳐 갔다고 의심하거나 남의 탓으로 돌린다.

일반인의 건망증과 치매 환자의 기억력에 차이가 있듯이 사물에 대한 인지력에도 뚜렷한 차이가 있습니다.

_____ 치매 예방과 치유, 물이 최고의 약

◀일반인과 치매인의 인지 능력 차이▶

구분	일반인	치매인
사람을 만났을 때	오랜만에 친구를 만나면 반가워 하면서 대화를 한다.	친구를 오랜만에 만났는데도 누군 지 몰라 반가워하지 않는다.
조작 능력	리모컨 조작이 서툴러도 이리저리 조작해 본다.	리모컨을 손에 들고도 무엇에 사 용하는 물건인지 모른다.
계절 감각	외출할 때 계절에 맞게 옷을 골라 입으며 멋을 내려고 한다.	계절에 맞지 않는 옷을 입거나 멋을 내는 데도 관심이 없다.
날짜와 시간 감각	오늘이 며칠인지, 지금이 몇 시인 지 알고 있다.	날짜와 시간에 대해 관심이 없다.
물건을 보관 하는 태도	평소 쓰던 물건을 일정한 장소에 두는 습관이 있다.	휴대폰을 냉장고, 안경을 전자레 인지에 넣어 둔다.
위치와 방향 감각	현재의 위치와 방향을 정확히 알고 있으며, 귀가할 때는 어떻게 가야 하는지 알고 있다.	왜 이곳에 와 있는지, 어떻게 왔는지 기억이 나지 않으며, 집에 어떻게 가야 하는지도 모른다.

　치매 환자를 대할 때 유의해야 할 점은 '치매 환자가 기억하지 못 하는 과거는 사실이 아니다'라는 것입니다. 예를 들면, 치매 환자 가 돈을 빌렸는데 그 기억이 사라졌다면 "전에 빌려간 돈 언제 갚을 래?"라는 말을 들었을 때 "아니, 내가 무슨 돈을 빌렸다고 그러는 거야? 빌린 적이 없는데…." 하고 버럭 화를 내며 폭력을 행사하는 경우가 있습니다.

　이처럼 사물에 대한 인지력, 분별력, 판단력이 떨어져 있는 상태 이므로 치매 환자를 대할 때는 각별히 유의해야 합니다.

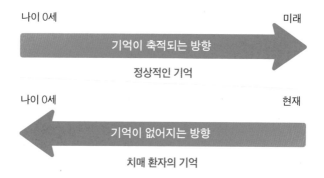

나이 0세   미래

기억이 축적되는 방향

정상적인 기억

나이 0세   현재

기억이 없어지는 방향

치매 환자의 기억

위 그림으로 알 수 있듯이 일반인의 뇌는 시간이 갈수록 기억이 축적되지만, 치매인은 정상인과는 반대로 기억력이 점점 감퇴함으로써 과거로 되돌아가 과거 속에 머물러 생활하고 있다는 점을 유념해야 합니다.

4

간과하기 쉬운 치매 초기 증상

흔히 "사물을 오감으로 느낀다"라는 말을 자주 합니다. 여기서 오감五感은 사물을 보거나, 소리를 듣거나, 냄새를 맡거나, 맛을 보거나, 손으로 만지는 행위를 가리키는 말로, 일상생활을 하는 데 필요한 자연스러운 행동을 말합니다.

눈, 귀, 코, 혀, 피부와 같은 5가지 감각 기관은 수집한 정보를 뇌로 전달하는 통로에 불과합니다. 감각 기관을 이용해 수집된 정보가 전기 신호로 전환돼 뇌에 도달하면 뇌가 형태, 색깔, 소리, 맛, 촉감, 무게 등을 인식하고 판단하는 것입니다. 예를 들어 식사를 할 때는 가장 먼저 눈으로 형태와 색깔을 분별하고, 코로 냄새를 맡고, 혀로 맛보고, 치아로 씹으면서 식감을 느끼고, 귀로 음식을 씹는 소리를 듣는데, 이러한 감각 기능은 모두 뇌가 담당하고 있습니다. 따라서 뇌에 이상이 발생하면 모든 기능이 제대로 작동하지 않게 돼 감각이 둔해집니다.

치매는 어느 날 갑자기 발생하는 것이 아니라 20~30년 동안 서서히 진행되는 질환으로, 우리 몸이 신호를 보내고 있는데도 잘 느끼지 못한 결과입니다. 화산이 폭발하려면 사전에 땅이 흔들리는 지진이 발생하듯이 치매 초기를 알리는 신호를 인식하려면 오감에 민감한 어린이와 소리, 맛, 냄새, 촉감 등을 비교해 보는 것이 좋습니다.

냄새를 잘 맡지 못한다

일반적으로 알츠하이머 치매의 초기 증상으로 극심한 건망증을 예로 드는데, 이보다 앞서 나타나는 증세 중 하나가 냄새를 제대로 맡지 못하는 것입니다.

우리는 흔히 '코로 냄새를 맡는다'라고 하지만 코는 단지 냄새를 수집하는 도구에 불과합니다. 연어가 민물에서 태어나 먼 바다로 나가 성장한 후 알을 낳기 위해 원래 태어난 곳으로 되돌아올 수 있는 이유는 뇌가 자신이 태어난 곳의 물 냄새를 기억하기 때문입니다. 냄새를 맡는 능력은 기억을 담당하는 뇌 조직과 밀접히 관련돼 있기 때문에 냄새를 맡는 뇌 조직의 일부가 파괴되면 냄새를 맡지 못합니다. 따라서 냄새를 제대로 맡지 못한다는 것은 뇌의 일부가 파괴돼 치매가 진행하고 있다는 신호로 받아들이는 것이 좋습니다.

손주가 다급하게 "할머니! 지금 주방에서 음식 타는 냄새가 나요"라고 말하면 할머니는 하던 일을 멈추고 가스레인지의 불을 끕니다. 이는 치매 초기 환자에게 흔히 나타나는 증상입니다.

이러한 상황이 자주 발생하면 "냄새를 못 맡는 걸 보니 치매인가 봐. 병원에 가봐야겠다"라는 모욕적인 표현보다는 따뜻한 말로 위로하면서 더 이상 진행되지 않도록 함께 노력해야 합니다.

음식 맛을 제대로 느끼지 못한다

남편이 "요즘 음식 맛이 예전 같지 않아요. 너무 싱겁거나 매워서 먹기 힘들어요"라고 말하면 아내는 "그게 무슨 소리에요? 정성 들여 만들었는데…"라고 하면서 섭섭해하거나 화를 냅니다.

음식을 입에 넣고 씹을 때 느끼는 맛, 즉 '달콤하다', '쓰다', '맵다', '짜다', '싱겁다', '시큼하다', '감칠맛이 난다' 등은 모두 뇌가 판단하기 때문에 뇌의 기능에 이상이 발생하면 간을 보며 조리하는 것이 힘들어집니다. 알츠하이머 치매는 주로 남성보다 여성에게 많이 나타나는 질환인데, 나이 많은 가정주부가 음식을 조리할 때 지금까지와는 다르게 맛을 제대로 조절하지 못하면 치매 초기일 가능성이 있으니 주의깊게 살펴봐야 합니다.

한편 아내는 가족에게 음식 맛에 대해 섭섭한 말을 들었다고 해서 자존심이 상한다고만 생각할 것이 아니라 현실을 인정하고 받아들여 혹시 모를 치매의 예방과 치유에 힘쓰는 것이 좋습니다.

소리를 잘 듣지 못한다

2017년 7월 '국제알츠하이머치매회의'에서 "치매의 약 35퍼센트는 예방이 가능한 9가지 요인으로 발생한다"라고 발표했는데, 그중 하나가 소리를 잘 듣지 못하는 난청難聽입니다.

귀로 듣는 소리, 눈으로 보는 사물, 피부로 느끼는 촉감은 신경을 통해 뇌의 감각 중추로 전달되는데, 시각 정보는 2개소의 터미널에서 다른 신경을 거쳐 뇌에 전달되지만, 소리는 7개소의 터미널에서 다른 신경을 통해 뇌로 전달됩니다. 눈이 피곤하면 잠시 눈을 감고 쉬거나 잠을 자면 되지만, 귀는 잠시도 쉬지 않고 24시간 작동합니다. 심지어 잠자는 시간에도 끊임없이 작동하기 때문에 청각은 눈보다 쉽게 고장 날 수밖에 없습니다.

평소 "영희야", "철수야"라고 불렀는데도 "영이야", "철우야"로 잘 못 듣거나, 희미한 소리를 잘 듣지 못하거나, 소리가 어느 방향에서 들리는지 인식하지 못한다면 치매가 보내는 신호라는 것을 간과해서는 안됩니다.

물건을 자주 떨어뜨린다

노인이 손에 들고 있던 물건을 자주 떨어뜨리면 흔히 "나이가 드니까 손에 힘이 없다"라고 말하지만, 이는 핑계에 불과합니다. 물건을 자주 떨어뜨리는 원인은 손에서 뇌로 직행하는 '감각 신경'과 뇌에서 손으로 직행하는 '운동 신경'이 제대로 작동하지 않기 때문입니다. 이는 마치 서울에서 목포로 내려가는 하행선운동 신경 열차 선로와 부산에서 서울로 올라가는 상행선감각 신경 열차 선로가 노후화돼 서로 합쳐지는 대전역 부근에서 혼선을 일으킨 것과 같습니다.

운동 신경이든, 감각 신경이든 신경 세포는 전기를 공급하는 케이블처럼 절연체로 감싸져 있는데, 이 절연체가 벗겨져 케이블이 드러나면 혼선을 일으켜 제대로 작동하지 못하게 됩니다. 따라서 나이가 들어 물건을 자주 떨어뜨린다면 치매가 진행되고 있다는 신호로 받아들여야 예방과 치유에 도움이 됩니다.

취미 생활에 흥미가 없어진다

아내가 남편에게 "펼쳐 보지 않은 신문이 이렇게 쌓여 있는 것을 보니 요즘은 신문을 안 보시나요?" 또는 "친구를 만나러 가끔은 외출도 좀 하시는 것이 어때요? 집에만 있지 말고…", "요즘은 외출할 때 왜 옷에 전혀 신경 쓰지 않고 아무렇게나 입고 나가세요?"라고 할 정도로 취미 생활, 외출, 몸치장에 전혀 신경 쓰지 않는 변화가 나타나면 우울증을 떠올리기 쉽습니다. 치매 초기 증상은 우울증과 비슷하므로 주변 사람이 세심한 주의를 기울여 관찰하는 것이 예방의 지름길입니다.

순서를 잊거나 똑같은 질문을 자주 한다

아내가 "여보, 오늘은 넥타이를 매는 데 왜 이렇게 시간이 오래 걸려요?"라는 말에 빨리 넥타이를 매려고 하다가 갑자기 순서가 생각나지 않는 경우가 있습니다. 또는 남편이 아내에게 "왜 똑같은 질문을 여러 번 하는 거예요?", "이렇게 비가 오는데 왜 세탁물을 거둬들이지 않는 거예요?", "왜 국자로 국을 뜨지 않고 주걱을 손에 들고만 있는 거예요?"라고 물으면 멋쩍은 듯이 머리를 긁적이는 경우도 있습니다.

순서대로 처리해야 할 일과 조금 전에 한 행동이 생각나지 않아 똑같은 동작과 질문을 계속 반복해 재차 확인합니다. 이러한 행위가 자주 반복되면 결코 가벼이 넘겨서는 안 됩니다.

보폭이 좁고 걸음걸이가 느리다

노인이 되면 누구나 젊을 때보다 걸음걸이가 느려지거나 균형을 잡는 것이 힘들어 종종 넘어지는 경우가 있지만, 동년배와 비교해 눈에 띄게 느리거나, 보폭이 좁아 종종걸음으로 걷거나, 자주 넘어진다면 예사로운 일이 아닙니다. 걸음걸이와 신체의 균형을 잡는 일은 모두 뇌가 하는 일이므로 뇌의 기능에 이상이 발생하면 제대로 조절할 수 없게 된다는 점을 명심해야 합니다.

_____ 치매 예방과 치유, 물이 최고의 약

5.
치매의 단계별 증상

치매 증상은 20~30년 이상의 잠복 기간을 거쳐 서서히 나타나기 때문에 본인은 물론 주변 사람조차 눈치채지 못하다가 심해지면 그제서야 '뭔가 이상하다!'라고 느끼게 됩니다.

보건복지부 산하 단체인 중앙치매센터에서는 치매 증상을 초기·중기·말기의 3단계로 구분하는데, 다음은 다른 자료와 종합해 정리한 것입니다.

초기 증상

가족이나 동료가 심각성을 알아차리기 시작하지만, 아직은 혼자서 일상생활을 할 수 있는 단계입니다.

- 기억력이 떨어지기 시작한다.

- 약속을 기록해 두지 않으면 잊어버린다.

- 걸핏하면 화를 내거나 폭력을 행사한다.

- 사물에 대한 관심과 의욕이 없고, 매사에 귀찮아한다.

- 지갑이 보이지 않으면 누군가가 훔쳐갔다고 의심한다.

- 예전의 일은 기억하지만, 최근의 일은 기억하지 못한다.

- 조금 전에 했던 말을 반복하거나 똑같은 질문을 되풀이한다.

- 음식을 조리할 때 맛과 냄새를 맡지 못하고, 불을 끄는 것을 종종 잊어버린다.

- 대화 도중 단어가 떠오르지 않아 "아, 그 뭐더라", "아, 그것이 뭐였더라" 등의 말을 자주 한다.

이러한 경우에는 당사자에게 핀잔을 주지 말고 더욱 친절하고 사려 깊은 태도로 치료와 예방에 관해 함께 이야기를 나눠야 합니다.

중기 증상

주변 사람이 눈치챌 정도로 심각한 치매 질환이라는 것을 쉽게 알 수 있는 단계로, 혼자 생활하도록 방치할 수 없는 위험한 단계입니다.

- 덧셈, **뺄셈**이 서툴러 돈 계산을 제대로 하지 못한다.
- 집안을 계속 돌아다니거나 똑같은 행동을 반복한다.
- 늘 다니던 장소인데도 길을 잃고 헤매는 경우가 많다.
- 가족은 알아보지만, 평소 잘 아는 사람조차 혼동한다.
- 옷 입기와 외모 치장에 서툴고 외출 시 도움이 필요하다.
- 묻는 말에 대답을 하지 못하고 머뭇거리거나 화를 낸다.
- 거울에 비친 자신을 다른 사람으로 인식하고 서로 대화한다.
- 전화기, 텔레비전, 청소기와 같은 가전제품을 잘 조작하지 못한다.
- 남의 말을 이해하지 못하고 엉뚱한 말을 하거나 "예~"라고만 대답한다.
- 지금이 어느 계절인지, 오늘이 며칠인지, 지금이 몇 시인지, 현재 자신이 어디에 있는지 알지 못한다.

위와 같은 단계로 진행됐다면 독립적인 생활이 불가능하므로 누군가가 곁에서 항상 도움을 줘야 합니다.

말기 증상

인지 기능이 현저히 떨어지고 정신적·신경학적 증상과 신체적 합병증 등으로 독립적인 생활이 거의 불가능해 반드시 간병인의 도움이 필요한 단계입니다.

- 거의 모든 것을 기억하지 못한다.

- 배우자나 자식을 알아보지 못한다.

- 혼자 웅얼거리거나 전혀 말을 하지 못한다.

- 근육이 굳어지고 보행 장애가 나타나 거동이 힘들어진다.

- 식사, 옷 입기, 세수하기, 대소변 가리기 등을 혼자서 하지 못한다.

- 모든 기능이 상실돼 대소변 실금, 욕창, 폐렴, 요도감염 등에 걸린다.

이러한 경우라면 인간으로서의 존엄성이 상실된 수준이므로 안타까운 마음으로 대해야 서로 간에 스트레스가 쌓이지 않습니다.

_____ 치매 예방과 치유, 물이 최고의 약

6

남성보다 여성에게
많이 발생하는 치매

한국보건연구원이 연령별 치매 환자를 조사한 바에 따르면, 70~74세는 1,000명당 여성과 남성의 비율이 5.9:2.6으로 여성이 남성의 약 2.3배, 75~79세는 18.2:5.2로 3.5배, 80세 이상에서는 29.4:15.2로 2배, 평균적으로는 여성이 남성보다 2.6배 정도 더 많이 치매 질환을 앓고 있는 것으로 나타났습니다.

통계청의 '치매 사망률' 관련 자료에 따르면, 2018년은 9,739명, 2019년은 1만 358명으로, 인구 10만 명당 20.2명2019년 기준입니다. 이를 구체적으로 살펴보면 알츠하이머 치매 사망자는 13.1명, 상세불명의 치매는 5.9명, 혈관성 치매는 1.1명 순이며, 남녀의 비율은 인구 10만 명당 여성 28.2명, 남성 12.2명으로 여성이 남성보다 2.3배 높습니다.

2020년 우리나라 사망자 수는 30만 4,900명으로, 사망 원인을 통계로 살펴보면 치매의 순위가 7위로 2018년도의 9위에서 2단계 올라섰습니다. 전체 사망 원인 1위는 암, 2위는 심장 질환, 3위는 폐렴, 그다음으로는 뇌혈관 질환, 자살, 당뇨병 순입니다. 이는 우리나라가 고령 사회로 접어들면서 치매가 점점 치명적인 질병으로 자리잡고 있다는 현실을 보여 주고 있습니다. 참고로 2020년 12월 9일 세계보건기구WHO가 발표한 전 세계의 치매 사망률은 7위, 미국은 6위를 차지했습니다.

《 질병으로 본 사망률 》

사망률 순위	한국(2020년)	전 세계(2019년)	미국(2018년)
1	암	심장 질환	심장 질환
2	심장 질환	뇌졸중	암
3	폐 질환	만성폐쇄성 폐 질환	자살
4	뇌졸중	만성하기도 질환	폐 질환
5	자살	신생아 질환	뇌졸중
6	당뇨병	폐암, 기관지암	치매
7	치매	치매	당뇨병

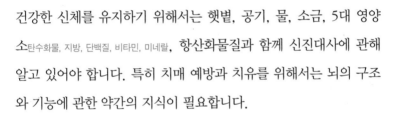

7.
치매 환자의 뇌 속 들여다보기

건강한 신체를 유지하기 위해서는 햇볕, 공기, 물, 소금, 5대 영양
소탄수화물, 지방, 단백질, 비타민, 미네랄, 항산화물질과 함께 신진대사에 관해
알고 있어야 합니다. 특히 치매 예방과 치유를 위해서는 뇌의 구조
와 기능에 관한 약간의 지식이 필요합니다.

뇌는 크게 세 부분, 즉 대뇌大腦, 소뇌小腦, 뇌간腦幹, 뇌줄기으로 나뉘
어 있습니다. 감정, 사고, 판단, 창조, 언어 등 인간다운 정신 활동
의 근본을 담당하는 '대뇌'는 뇌 전체의 80퍼센트를 차지할 정도로
가장 큰 부위입니다. 앞쪽 부분의 전두엽前頭葉, 꼭대기 부분의 정두
엽頂頭葉, 옆쪽 부분의 측두엽側頭葉, 뒤쪽 부분의 후두엽後頭葉으로 분
류합니다. 이 중에서 앞쪽 '전두엽'과 옆쪽 '측두엽'은 젊은 치매와
밀접한 관련이 있습니다.

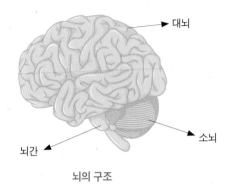

뇌의 구조

치매 초기의 특징은 오래된 과거의 일은 잘 기억하는 반면, 최근의 일은 쉽게 잊어버리는 것입니다. 그 이유는 오래된 사건을 기억하는 대뇌신피질大腦新皮質과 최근의 일을 기억하는 '해마'의 위치가서로 다르기 때문입니다.

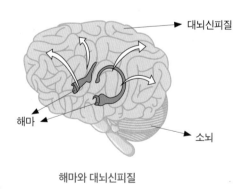

해마와 대뇌신피질

뇌의 해마는 바다에 사는 동물인 해마海馬와 닮은 모양에서 붙여진 이름입니다. 외부로부터 받아들인 모든 정보는 일단 해마에 저장돼 불필요한 정보는 삭제되고 필요한 정보만 분류·정리돼 장기간 보관 창고 역할을 하는 대뇌신피질 쪽으로 보내져 보관됩니다. 해마는 대개 지름 1센티미터, 길이 5센티미터 정도의 조직으로, 측두엽의 왼쪽과 오른쪽에 하나씩 모두 2개가 있습니다.

알츠하이머 치매는 해마가 쪼그라들기 시작하면서 진행되는데, 해마는 운동 부족, 영양소 부족, 물 부족, 우울증, 스트레스, 노화 등의 영향을 받아 쉽게 파괴됩니다. 해마의 파괴는 30세 정도부터 서서히 진행된다고 하지만, 최근에는 잘못된 식생활과 화학 물질이 다량 포함된 가공식품을 비롯해 콜라, 사이다, 주스와 같은 청량음료의 과다 섭취로 30~40대는 물론 10대에서도 젊은 치매 환자가 발생하고 있습니다.

알츠하이머 치매 환자의 뇌

뇌가 쪼그라드는 알츠하이머 치매는 우리나라 전체 65세 이상의 치매 환자 중 76퍼센트를 차지할 정도로 많습니다. 1906년 독일인 의사 알로이스 알츠하이머Alois Alzheimer가 자신이 진료하던 여성 환자가 치매를 앓다 51세에 사망하자 부검한 결과를 학회에 발표하면서 세상에 처음 알려지게 돼 '알츠하이머 치매'라고 불리게 됐습니다.

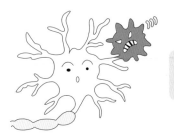

뇌신경 세포에 독성이 강한
아밀로이드베타 단백질이
들러붙는다.

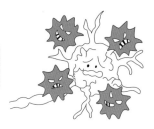

아밀로이드베타 단백질이
들러붙은 후 뇌신경 세포
안쪽에 타우가 축적된다.

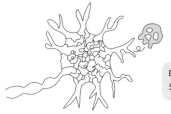

타우가 헝클어져
뇌신경 세포가 죽어간다.

뇌신경 세포의 파괴 과정

알츠하이머 외에도 수많은 의학자가 현미경으로 치매 환자의 뇌
조직을 검사한 결과, 뇌신경 세포의 주변에 있는 '아밀로이드 베타
단백질'이라는 덩어리와 뇌신경 세포 안쪽에 있는 '타우 단백질'이
라는 신경 섬유 매듭이 발견됐습니다.

_____ 치매 예방과 치유, 물이 최고의 약

'아밀로이드 베타 단백질'은 뇌신경 세포의 바깥에서 발생한 쓰레기로, 건강한 사람의 뇌에서는 원활하게 배출되지만 치매 환자의 뇌에서는 제대로 배출되지 않고 계속 쌓이기만 합니다. 뇌신경 세포의 안쪽에서는 기다란 띠 모양의 단백질이 실타래처럼 엉켜 독소를 발생시키기 때문에 뇌신경 세포 내부가 파괴됩니다. 아무리 부강한 나라도 끊임없이 내우외환에 시달리면 서서히 멸망하는 것처럼 뇌신경 세포도 뇌세포 안팎의 쓰레기에서 발생하는 독소의 영향을 받아 서서히 파괴되거나 축소됩니다.

뇌신경 세포가 파괴되지 않게 하기 위해서는 뇌 속에 쓰레기가 발생하지 않도록 해야 하고, 쓰레기가 발생할 때마다 깨끗이 청소해야 합니다. 뇌 속의 쓰레기 발생 예방과 청소에는 물과 소금이 가장 중요한 역할을 한다는 것이 최근 밝혀졌습니다.

젊은 치매 환자의 뇌

60세 이하의 사람에게 발생하는 젊은 치매는 알츠하이머 치매 환자처럼 대뇌의 앞쪽인 전두엽과 옆쪽인 측두엽이 쪼그라드는 수축 현상이 나타나며, 노인성 치매보다 뇌세포의 손상 속도가 빨라 생존 기간이 짧은 것이 특징입니다.

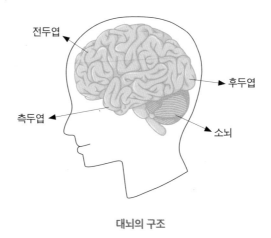

전두엽

후두엽

측두엽

소뇌

대뇌의 구조

젊은 치매는 진행 속도가 매우 빠르기 때문에 "갑자기 사람이 변했다"라는 말을 자주 들을 수 있는데, 이때 함께 보이는 이상 행동은 다음과 같습니다.

- 외모에 관심이 없다.
- 남에 대한 배려심이 없다.
- 어떤 일에 지나치게 집착한다.
- 이상한 음식만 먹으려고 한다.
- 물건을 마구 사들인다.
- 자주 화를 내거나 폭력을 행사한다.
- 남의 물건을 태연하게 훔치기도 한다.

- 감정이 둔해져 남을 동정할 줄 모른다.
- 똑같은 말이나 동작을 수없이 반복한다.

주변 사람이 젊은 치매 환자의 특징을 이해하지 못하면 이상한 시각으로 바라보며 자꾸 멀리하게 돼 자연스럽게 외톨이가 되는 상황이 발생합니다.

루이소체 치매와 파킨슨병 환자의 뇌

루이소체Lewy Body는 대뇌피질의 신경 세포에 쓰레기와 같은 비정상적인 단백질이 쌓인 물질을 말하며, 뇌간에 쌓이면 '파킨슨병', 대뇌피질에 쌓이면 '루이소체 치매'를 일으키는데, 대뇌피질과 뇌간에 동시에 쌓이는 경우도 있습니다.

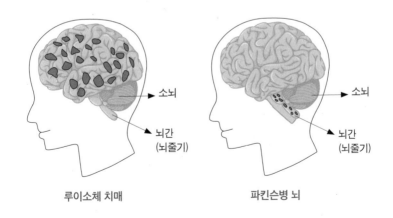

소뇌

뇌간
(뇌줄기)

소뇌

뇌간
(뇌줄기)

루이소체 치매   **파킨슨병 뇌**

‘루이소체 치매’는 가끔 환각 증상이 나타나기 때문에 주변에 움직이는 물체가 없는데도 “쥐가 돌아다니고 있다”, “우리집에 도둑이 들어왔다”, “누군가가 나를 쳐다보고 있다”라고 말하거나, 빵부스러기를 보고 “벌레가 기어 다니고 있다”, 붉은 무늬를 보고 “여자의 입술이다” 등과 같은 말을 해 주변 사람을 당황하게 만듭니다.

파킨슨병은 손이 떨리거나 근육이 굳어지는 증상으로, 신체의 균형을 잡는 것이 어려워질 수 있습니다. 아무런 일도 하지 않고 가만히 있으면 손떨림이 심해지지만, 동작을 하기 위해 움직이면 증상이 가벼워지기도 합니다. 걸음걸이는 보폭이 좁아 유아처럼 아장아장 걷고, 얼굴이 무표정하다는 특징이 있습니다. 주로 65세 이상 노인 인구 100명당 1명 정도 발생하는 질환으로, 요즘은 20~30대에서도 발생하고 있습니다.

혈관성 치매 환자의 뇌

혈관성 치매는 주로 남성에게 많이 발생하는 질환으로, 뇌신경 세포에 산소와 영양소를 공급하는 혈관이 막히거나 터져 두통, 현기증, 기억·언어 장애, 마비 등이 나타납니다.

혈관성 치매는 사람에 따라 나타나는 증상이 다른데도 주변 사람이 지나치게 과잉보호해 혼자서 할 수 있는 행동을 제한하거나 외출을 막아 더욱 악화시키는 경우도 있으므로 의사와 상의하는 것이 좋습니다.

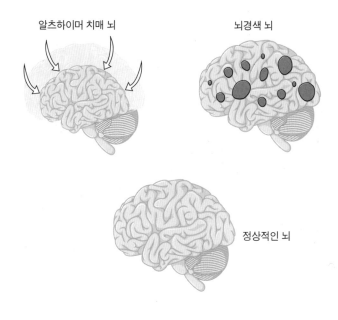

알츠하이머 치매 뇌

뇌경색 뇌

정상적인 뇌

치매가 생긴 뇌와 정상적인 뇌의 모습

혈관성 치매의 가장 큰 원인은 뇌혈관이 막히는 뇌경색으로 쓰러진 후유증 때문에 시작되는 경우도 있지만, 본인도 모르게 작은 뇌경색이 많이 생겨 치매로 진행되는 경우도 있습니다. 특별한 증상이 나타나지 않고 진행되는 알츠하이머 치매처럼 서서히 악화됩니다.

8

효과는 없고 부작용만 있는
치매 치료제

일반적으로 알츠하이머 치매나 파킨슨병의 원인은 뇌의 신경 세포가 파괴돼 뇌가 쪼그라들거나 역할을 제대로 수행하지 못하는 데 있습니다. 현대 의학에서는 그 원인이 신경계에 작용하는 호르몬인 세로토닌Serotonin, 도파민Dopamine, 아세틸콜린Acetylcholine 등과 같은 신경 전달 물질이 충분히 분비되지 않는 데 있다고 보고 이러한 물질이 강제로 분비되는 약물을 사용하고 있지만, 그 효과는 아직 입증되지 않았습니다. 1가지 분명한 사실은 신경 세포끼리 만나 신호를 주고받는 이음매의 간극이 벌어지면서 100여 종류의 신경 전달 물질이 제대로 전해지지 않는다는 것입니다.

오늘날 신경 전달 물질을 증가시키는 목적을 지닌 치매 치료제로는 도네페질Donepezil, 리바스티그민Rivastigmine, 갈란타민Galantamine, 메만틴Memantine이 있습니다. 이러한 치료제는 미국, 영국, 프랑스,

독일, 일본 등의 주요 선진국에서 알츠하이머 치매 증상에 사용하고 있습니다. 하지만 치매 치료제는 치매를 치료하는 것이 아니라 진행 속도를 늦추는 역할을 하고 부작용도 많이 나타난다는 것을 기억해야 합니다.

◀ 알츠하이머 치매 치료제 ▶

구분	도네페질	리바스티그민	갈란타민	메만틴
적응	경도~고도	경도~중등도	경도~중등도	중등도~고도
주요 부작용	메스꺼움, 구토, 식욕 부진, 설사, 복통 등	피부염	메스꺼움, 구토, 식욕 부진, 설사, 복통 등	현기증, 두통, 졸림, 변비, 식욕 부진

이처럼 전 세계적으로 이용되는 치매 치료제의 효능이 어느 정도인지 알기 위해서는 외국의 사례를 살펴보는 것이 중요합니다. 현재 우리나라에서는 의사의 처방전에 따라 약국에서 약을 조제해 받으면 약값은 보험공단이 대부분 부담하고 환자는 일부분만을 지불하도록 환자에게 유리하게 돼 있지만, 영국과 프랑스의 의료 제도는 한국과 매우 다릅니다.

2008년 영국에서는 "치매 치료제인 도네페질은 효과를 기대할 수 없기 때문에 2년 이상의 복용은 인정할 수 없다"라고 발표했습니다. 치료제를 복용할 기회를 박탈당한 환자들은 "전 세계에서 치매에 효과가 있다고 인정된 도네페질이 효과가 없다니 말이 되느냐?"라고 반발했습니다. 영국의 의료 제도는 국영이므로 효과가 없는 치료에 돈을 낭비하는 것은 사회적으로 허용되지 않습니다. 이러한 발표는 영국 정부 스스로 '치매 치료제로 처방되는 도네페질조차 효과가 없다'라는 것을 인정한 셈입니다.

프랑스의 의료계는 환자가 먼저 처방전의 약값을 100퍼센트 지불한 후 약의 효능에 따라 정부로부터 일정 비율을 되돌려 받는 상환 제도를 활용하고 있습니다. 이러한 제도는 '약제경제평가위원회'의 권고에 따른 것으로, 약의 효능을 여러 단계로 나눠 평가해 상환하는 것입니다. 약물 효과가 가장 좋은 1단계의 약은 정부와 환자가 각각 65:35, 2단계는 30:70, 3단계는 정부와 환자가 15:85 비율로 부담합니다. 의사가 처방해도 효과가 입증되지 않은 약은 환자가 100퍼센트 부담하는 것입니다.

이러한 의료 제도를 운영하는 프랑스 정부는 2011년 알츠하이머 치매 치료제에 대한 정부 부담을 65퍼센트에서 15퍼센트로 변경했는데, 그 이유를 다음과 같이 밝히고 있습니다.

> "알츠하이머 치매 약물요법은 아직도 효과가 입증되지 않았다. …(중략)… 4종류의 약물 요법 임상 실험에서의 평가는 길어야 6개월 정도다. …(중략)… 현재 약물요법 평가에 관한 데이터가 충분하지 않다."

더욱 놀라운 사실은 치매 치료제의 부작용을 줄이기 위해 처방

조건을 더욱 구체적으로 제시했는데, 이때 강조된 점은 최초 치료제를 처방한 의사가 "처방한 지 6개월 이후에도 계속 처방할 가치가 있는지를 재검토해야 한다"라는 것입니다. 이와 더불어 "1년 후에는 환자또는 보호자, 주치의, 신경과·정신과·노인과[1] 의사 등이 협력해 종합적인 평가를 할 필요가 있다"라고 밝히기도 했습니다.

이처럼 치매 환자를 엄격하게 관리해 온 프랑스 정부는 2018년 8월 "치매 치료제의 비용을 더 이상 국가가 부담할 수 없다. 그 이유는 효과가 없을 뿐 아니라 소화기·순환기 계통의 부작용을 무시할 수 없기 때문이다"라고 밝혔습니다.

2021년 6월 7일에는 미국식품의약국FDA이 새로운 치료제를 조건부로 승인했다는 뉴스가 전해졌습니다. 미국 제약사인 바이오젠Biogen과 일본 제약사인 에자이Eisai가 공동 개발한 치료제입니다. 2020년 3월에 실시한 임상 시험 결과, 성공 가능성이 없다는 중간 평가가 나와 임상 시험이 중단됐다가 갑자기 조건부로 승인이 났는데, 이 치료제 역시 진행을 늦추는 효과만 있는 것으로 알려졌습니다. 이는 조건부 승인이기 때문에 앞으로 많은 논란이 있을 것으로 예상되며, 후속 연구에서 효능을 입증하지 못하면 퇴출될 수 있습니다.

최근에는 미국식품의약국이 승인한 치료제가 알츠하이머 치매 환자의 기억력과 인지력에 도움이 된다는 증거가 없는데도 출시를 허용해 이에 반발하는 자문위원 3명이 사퇴하기도 했습니다. 결국

---

1 노인만을 전문적으로 진료하는 분야

이 치료제를 사용하는 환자가 실험 대상이 된 셈입니다.

치료약이 아직 개발되지 않아 수많은 사람과 가족에게 엄청난 고통을 주고 있는 알츠하이머 치매는 1907년 독일의 정신과 의사인 알로이스 알츠하이머 박사가 최초로 보고한 지 115년이 지났지만, 아직까지 뚜렷한 효과가 있는 치료제가 개발되지 않았으므로 현재까지의 치료 방법을 재검토해야 할 필요가 있습니다.

현대 의료계와 기존의 영양학계가 이제까지 무시해 왔던 '물과 소금'을 필수 영양소로 인정하고 접근한 결과, 기존 치료제와는 비교가 되지 않을 정도로 다양한 치매 증상의 약 80퍼센트가 치유된 사례가 있습니다. 4부 '물, 치매 예방과 치유의 놀라운 효과' 참조

치매 치료제의 부작용

일반적으로 치매가 죽는 날까지 치유되지 않는 질병으로 알려져 있는 이유는 약물로 치유된 사례가 없기 때문입니다. 뚜렷한 효과가 나타나지 않는데도 치매 치료제로 가장 널리 처방되는 약이 '도네페질'입니다.

『이 약이 치매를 낳는다この薬がボケを生む』에서는 "효과는 별로이고 부작용이 너무 많다"라고 하면서 부작용을 다음과 같이 열거하고 있습니다.

- 위궤양
- 호흡곤란
- 심근경색
- 급성췌장염

- 혈소판 감소
- 십이지장궤양
- 간 기능 장애, 황달

- 뇌출혈, 뇌혈관 장애
- 뇌 질환(간질, 뇌경련)
- 원인 불명의 돌연사

또한 메스꺼움, 구토, 식욕 부진, 설사 등의 소화기 계통 질환, 흥분, 초조, 폭력성 등의 정신 이상 증상 등도 나타난다고 밝히고 있습니다.

9

치매 예방과 치유의 걸림돌

치매 초기 증상을 발견해 치유하는 데는 3가지 걸림돌이 있습니다.

첫 번째 걸림돌은 치매 증상이 나타나도 이를 인정하려고 하지 않는다는 것입니다. 평소 "내가 치매에 걸리면 어떡하지?" 하고 걱정하던 사람도 막상 본인에게 치매 증상이 나타났을 때 좀처럼 받아들이지 못하는 것입니다. 치매는 자존심, 존엄성, 삶의 질과 관련돼 있으므로 자신이 건강하다고 생각하는 사람에게는 엄청난 충격으로 다가옵니다.

사람은 누구나 존중받기를 원하기 때문에 "내가 치매에 걸리다니, 그럴 리가 없어!", "무슨 소리를 하는 거야. 나는 절대로 치매같은 것은 안 걸려!" 하고 대부분 인정하려고 하지 않는 것이 문제입니다. 치매 증상이 나타났는데도 전문의에게 진료를 받기까지의 기간이 6개월 이상 47퍼센트, 3~5년 7퍼센트, 5년 이상 3퍼센트로, 평균적으로는 10개월이라는 통계가 있습니다.

병원에서 치매 진료를 받기까지 6개월 이상 걸린 이유에 대해 물으면 대개 "본인이 병원에 가지 않으려고 했다"가 39퍼센트, "나이가 많아서 그러려니 했다"가 34퍼센트, "본인에게 차마 말을 꺼내기가 힘들었다"가 21퍼센트였습니다. 치매는 본인은 물론 가족도 받아들이기 힘든 질병이며, 본인과 가족은 물론 주변 사람이 많은 관심을 가져야 합니다.

두 번째 걸림돌은 다양한 약물을 복용한다는 것입니다. 특히 항암 치료를 받는 사람은 약을 복용하는 탓에 "항상 머릿속에 안개가 낀 것 같아 아무것도 할 수 없다"라고 호소하는데, 이러한 증상을 흔히 케모 브레인Chemo Brain이라고 합니다. 이는 '항암 치료'라는 뜻을 지닌 'Chemotherapy'의 'Chemo'와 '두뇌'라는 뜻을 지닌 'brain'이 합성된 말로, '항암 치료를 했기 때문에 발생한 증상'이라는 뜻입니다.

항암제 외에도 소화제, 위장약, 수면제, 당뇨약, 혈압약, 콜레스테롤약, 심장약 같은 여러 가지 약을 혼합해 먹으면 좀처럼 개선되지 않습니다. 평소 건강을 잘 관리해 약물을 복용하지 않는 것이 가장 좋은 예방법입니다.

세 번째 걸림돌은 만물의 에너지원인 태양, 신선한 공기와 함께 뇌에서 발생하는 쓰레기를 깨끗이 청소하는 '물'과 '소금'의 소중함을 모른다는 것입니다. 인체가 잠시도 쉬지 않고 각종 영양소를 소

_____ 치매 예방과 치유, 물이 최고의 약

화·흡수하고 활용한 뒤 찌꺼기를 대변, 소변, 땀, 호흡 등을 통해 외부로 배출할 때 직접적인 역할을 하는 물질이 바로 '물'과 '소금' 입니다.

제가 21세기 최첨단 영양학을 공부하고 건강 관련 서적을 800여 권 독파하고 느낀 것은 '물과 소금을 등한시하면 뇌 질환은 물론, 각종 질병의 예방과 치유가 불가능하다'라는 것입니다.

최신 영양학에서는 치매를 유발하는 가장 큰 원인으로 '물 부족'을 꼽습니다. 커피, 녹차, 홍차, 주스, 사이다, 콜라, 맥주 등과 같은 청량음료는 몸에 필요한 수분을 공급하지 못합니다. 오히려 마신 양보다 더 많은 양의 수분을 빼앗아 가는 이뇨제 역할을 하므로 뇌 건강을 위해서는 삼가는 것이 좋습니다.

2부

치매를
유발하는
식품과 식습관

1.
청량음료,
뇌 건강에 미치는 악영향

갈증을 느낄 때 청량음료를 마실 것인지, 생수를 마실 것인지는 본인의 선택에 달렸지만, 음료수는 우리의 뇌 건강과 밀접한 관련이 있다는 것을 유념해야 합니다.

식품회사에서 제조한 커피, 녹차, 홍차, 주스, 콜라, 사이다, 막걸리, 맥주 등의 청량음료는 뇌신경 세포를 파괴하는 화학 물질이 포함돼 있을 뿐 아니라 섭취한 양보다 더 많은 양의 물이 몸에서 빠져나가는 이뇨제 역할을 합니다.

청량음료에는 마실 때마다 시원한 느낌을 주는 합성 감미료가 포함돼 있는데, 대표적인 것은 설탕, 사카린, 아스파탐, 인산염, 인공포도당, 액상과당 등이 있습니다. 소비자의 입맛을 당기게 할 목적으로 사용하는 아스파탐의 당도糖度는 설탕의 약 200배, 사카린은 300배에 이릅니다. 단맛이 설탕보다 강하고, 매우 싼값에 생산할 수 있어 생산 원가를 절감할 수 있기 때문에 식품회사로서는 매력적인 첨가물일 수밖에 없습니다.

아스파탐의 폐해

합성 감미료인 아스파탐Aspartame은 1965년 항궤양 약물을 합성하던 도중 우연히 발견된 것으로, 1965~1980년까지는 발암성이 있다는 이유로 미국식품의약국이 승인하지 않았습니다.

1980년의 미국식품의약국 보고서인 「Public Board of Inquiry」에서는 "아스파탐과 뇌 발암성의 연관성에 관한 더 많은 연구가 진행될 때까지는 승인하지 않기로 했다"라고 밝혔습니다. 1981년의 안전성 실험에서도 동물에 합성 감미료를 투여하면 뇌종양 발생률이 높아진다는 것이 밝혀졌고, 그 후의 연구에서도 이와 동일한 결과가 확인됐는데도 관계 기관에서는 아무런 조치를 취하지 않고 있다가 1983년 갑자기 청량음료의 사용을 승인했습니다.

1997년 미국의 뇌신경 외과의사 러셀 블레이록Russell L. Blaylock 박사는 『Excitotoxins: The Taste that Kills』에서 "아스파탐과 뇌종양은 밀접한 관련이 있다"라고 밝혔습니다.

2002년 6월 H. J. 로버츠 박사는 『Journal of Townsend Letter for Doctors and Patients』에 아스파탐이 인체에 미치는 영향을 정리해 발표했습니다. 그는 "120명의 치매 환자 중 두통이 43퍼센트,

현기증과 비틀거림이 31퍼센트, 기억상실이나 혼동이 31퍼센트, 졸음이 13퍼센트, 심한 간질과 경련이 11퍼센트, 가벼운 간질 발작과 건망증이 3퍼센트, 심하게 어눌한 말투가 10퍼센트, 손과 다리 떨림이 8퍼센트, 불규칙한 안면 통증이 6퍼센트 발생했다. 하지만 이 사람들의 식단에 아스파탐이 포함되지 않도록 하자 증상이 호전됐으며 일부는 치유됐다"라고 밝혔습니다.

아스파탐이 인체에 흡수되면 몸에 해로운 메탄올, 포름알데히드와 같은 독성 물질이 생성됩니다. 이러한 물질은 뇌신경 세포를 격렬하게 흥분시킬 뿐 아니라 뇌가 쪼그라드는 알츠하이머 치매로 진행되게 합니다. 그뿐 아니라 인공감미료로 파괴된 뇌신경 세포와 시신경視神經은 쉽게 회복되지 않습니다.

요즘은 젊은층에서도 시신경이 손상돼 발생하는 망막황반변성網膜黃斑變性이 발생하는데, 망막황반변성은 사물이 흐릿하거나 찌그러져 보이고, 일단 발병하면 시력이 회복되지 않는다는 특징이 있습니다.

'몸이 천 냥이면 눈은 구백 냥'이라는 속담처럼 눈은 평생 사용해야 할 중요한 기관 중 하나이므로 무심코 마신 청량음료 때문에 귀중한 눈이 망가지는 일은 없어야 할 것입니다.

미국식품의약국에 접수된 아스파탐의 부작용은 3,000건이 넘는데, 아스파탐이 인체에 미치는 주요 증상은 다음과 같습니다.

- 발작

- 발진

- 불면증

- 우울증

- 생리불순

- 기억장애

- 주의력 결핍

- 극심한 두통

- 이명귀에서 소리가 남

- 과잉 행동 발달 장애ADHD

- 눈이 침침함망막황반변성 발생

이외에도 25년 동안 물을 이용해 각종 질환을 치유한 뱃맨겔리지F. Batmanghelidj 박사는 『Obesity, Cancer, Depression』에서 아스파탐으로 발생하는 질환인 유방암, 비만, 우울증을 열거하면서 충분한 양의 물과 적당량의 소금 섭취를 강조했습니다.

사카린의 폐해

합성 감미료인 사카린Saccharin은 1800년대 후반 미국에서 개발돼 즉시 상용화된 물질입니다. 사카린은 석유에서 추출한 '톨루엔'이라는 물질로 만든 것으로, 칼로리가 낮고 혈당을 높이지 않는다는 이유로 다이어트 식품에 사용하기도 합니다.

1973년 미국에서 쥐에게 사카린 5퍼센트가 포함된 사료를 2년간 먹였는데 자궁암과 방광암이 발생했다는 동물 실험 결과가 발표되면서 사카린은 암을 일으킬 위험성이 있는 물질로 밝혀지게 됐습니다. 그러자 우리나라에서도 1973년부터 빵, 포도당, 설탕, 물엿, 사탕, 이유식 등에 사카린 사용을 금지했지만, 그 외의 식품에는 여전히 무제한 사용할 수 있었습니다.

그 후 1980년대에 캐나다에서는 쥐에게 사카린 5퍼센트가 포함된 사료를 2세대에 걸쳐 제공했더니 2대째의 48마리 중 8마리에 방광암이 발생했다는 실험 결과를 발표했습니다. 사카린의 유해성을 국내 언론에서도 지속적으로 보도하자 1990년 4월 보건사회부지금의 보건복지부에서 김치류, 절임식품, 어육가공품 등 특정 식품에만 사용하도록 제한했습니다.

한편 2000년에 미국에서는 무슨 이유인지는 모르지만 갑자기 "사카린은 인체에 무해하다"라고 발표하면서 발암성 물질 목록에서 삭제했고, 2010년에는 환경보호국도 안전한 물질로 인정했습니다. 2017년에는 우리나라에서도 사카린을 사용할 수 있는 식품을 35개 품목으로 늘리면서 거의 모든 식품 제조에 사용할 수 있게 했습니다.

하지만 사카린은 틀림없이 석유에서 추출한 물질로 만든 화학물질이며, 우리가 안심하고 섭취할 수 있는 물질은 아니라는 사실을 명심해야 합니다.

인산염의 폐해

천연 식품을 통해 섭취하는 인燐은 신체의 필수 영양소로, 체중의 1퍼센트를 차지할 정도로 대단히 중요한 물질입니다. 인이 흡수돼 인산염燐酸鹽이 되면 85퍼센트는 칼슘, 마그네슘, 나트륨과 결합해 뼈와 치아를 형성하고, 나머지 15퍼센트는 단백질, 지방, 당질과 결합해 세포막과 DNA를 구성합니다.

인산염이 부족하면 체중 감소, 불안증, 뼈의 통증, 치아 약화 등이 나타나지만, 인은 보통 천연 식품에 포함돼 있기 때문에 식사만으로도 충분히 섭취할 수 있습니다. 하지만 인공적으로 합성한 인산염을 식품 공장에서 각종 가공식품에 첨가해 과다 섭취를 유발함으로써 우리의 건강을 위협하고 있는 실정입니다.

사이다, 콜라, 주스와 같은 청량음료에는 대개 시원한 느낌의 청량감을 내기 위해 인산염을 추가합니다. 인공적으로 합성한 인산염은 조그마한 쇠못을 며칠 이내에 녹여버릴 정도로 강력한 산성 물질로, 공장에서 금속의 녹을 제거하는 데도 사용합니다.

이처럼 강력한 성질의 합성 인산염이 포함된 청량음료는 보통 수소이온농도pH가 2.8~3.1 정도로, 치아를 녹이는 수준의 5.4보다도 강력한 산성 식품입니다. 청량음료를 다량 섭취하면 몸속의 철분, 칼슘, 마그네슘, 아연 등과 같은 무기질 미네랄과 결합해 밖으로 배출됩니다. 또한 뼈를 형성하고 있는 칼슘과 마그네슘이 뼈에서 녹아나오면 골다공증으로 진행돼 치아가 빨리 약해지고 충치가 생깁니다. 그뿐 아니라 신장콩팥 기능도 망가뜨려 요로결석을 만들고, 심혈관 계통의 질환, 태아의 성장 제한, 노화를 촉진하기도 합니다.

2.
지나친 음주, 치매 발병률
4배 이상 상승

술은 대인 관계를 원활하게 만드는 데 도움을 주기도 하고, 스트레스를 해소해 주는 등 일상생활에서 윤활유 역할을 하는 음료입니다. 하지만 과음은 많은 문제를 일으킬 뿐 아니라 뇌 건강에도 해롭습니다. 이러한 사실은 누구나 알고 있지만, 구체적으로 술이 뇌를 쪼그라들게 만들어 치매를 일으킨다는 것은 그다지 알려져 있지 않습니다.

평소 지나치게 술을 즐기는 사람이 알코올성 치매에 걸릴 확률이 매우 높다는 사실은 뇌신경 세포를 둘러싸고 있는 세포막의 구조를 보면 쉽게 이해할 수 있습니다.

세포막은 세포를 보호하는 담장 역할을 하는데, 뇌신경 세포막을 감싸는 절연체는 다른 세포막과 달리 75퍼센트 정도가 알코올에 잘 녹는 기름 성분입니다. 단단하게 굳어진 돼지기름을 뜨거운 물에 넣으면 쉽게 녹듯이 알코올 성분에 약한 세포막의 기름도 알코올에 찌들면 쉽게 녹아버립니다. 폭음을 한 사람이 "어제 저녁에 술 마신 이후 필름이 끊겨 전혀 기억이 나지 않는다"라는 말을 한다면, 이는 기억을 담당하는 뇌신경 세포 중 일부가 알코올에 녹아 없어져버린 것입니다.

뇌의 신경 세포는 매우 소중한 곳으로, 뇌에 공급되는 영양소를 비롯해 모든 물질의 유해 여부를 체크하는 검문소 역할을 하는 '글리아세포'가 있습니다. 술의 주성분인 '알코올'은 이곳을 자유롭게 통과해 뇌로 직접 들어가는 특징이 있습니다. 쉽게 말해, 대기업 회장을 만나기 위해 방문한 사람이 비서실을 거치지 않고 곧장 회장실로 가는 것과 같은 이치입니다.

요양 병원에 입원한 노인 중 과음으로 인한 치매 환자가 29퍼센트에 이른다는 연구 보고에 따르면, 과거 5년 이상 과음을 한 고령층의 남성은 술을 즐기지 않는 사람보다 치매 발병률이 4.6배, 우울증은 3.7배에 이릅니다. 이러한 여러 가지 사실로 미뤄 볼 때 뇌 건강을 위해서는 술을 적당히 마셔야 합니다.

술, 체내 물 부족 유발

무더운 여름철에 시원한 맥주를 단숨에 들이키면 온몸이 시원해지면서 갈증이 해소된 것처럼 느껴집니다. 하지만 맥주는 다른 술과 마찬가지로 산성 물질이자 이뇨제 역할을 하는 음료수이므로 마시면 마실수록 우리 몸의 수분을 빼앗아가기 때문에 치매 예방 차원에서는 권할 만한 음료가 아닙니다.

우리가 술을 많이 마신 다음 날 아침 극심한 갈증을 느끼며 머리가 깨질 듯이 아픈 것은 우리 몸에 수분이 부족해졌다는 증거입니다. 맥주 10병을 마시면 11병 정도의 수분이 몸에서 빠져나간 것입니다. 숙취로 머리가 아플 때는 물을 마셔야 하는데 대부분의 사람은 약국으로 달려가 진통제를 사 먹습니다. 그렇다고 해서 모든 문제가 해결되는 것은 아닙니다. 이러한 증상의 근본적인 원인은 물 부족이므로 물을 많이 마시면 언제 그랬냐는 듯이 두통이 금세 사라집니다. 물론 적당량의 소금도 같이 타서 마시면 좀 더 빨리 갈증이 해소됩니다.

지나친 알코올 섭취가 소중한 뇌를 쪼그라뜨린다는 사실을 알지 못하는 알코올 중독자는 몸이 원할 때마다 알코올을 섭취합니다. 그리고 술을 즐기는 사람이 알아 둬야 할 점은 술을 마실 때마다 신경 세포의 영양제 역할을 하는 비타민 B_1이 대량으로 소모된다는 사실입니다. 비타민 B_1은 현미와 콩류 식품에 많이 포함돼 있는데, 하지만 술을 즐기는 사람은 이러한 식품을 좋아하지 않는 경향이 있습니다.

알코올 중독에서 벗어나고, 술로 손실된 영양소를 회복하기 위해서는 충분한 양의 물과 적당량의 소금을 섭취해야 합니다. 뇌는 수분이 1퍼센트만 부족해도 '갈증'이라는 신호를 보내 물을 마시도록 유도하는데, 그 부족분을 물로 충족시키면 갈증이 순식간에 사라집니다. 특히 술 생각이 간절할 때마다 소금을 탄 생수를 마시면 효과를 금세 확인할 수 있습니다.

맥주, 뇌 건강에 치명적

맥주를 즐겨 마시는 사람은 흔히 "맥주는 알코올 도수가 낮기 때문에 건강에 미치는 영향이 매우 적다"라고 이야기합니다. 맥주에 포함된 알코올 농도는 기껏해야 3~5퍼센트로, 위스키 40퍼센트, 소주 20~25퍼센트, 청주 14퍼센트에 비해 턱없이 낮기 때문에 뇌 건강에 해롭지 않다고 여기는 것입니다. 하지만 맥주 제조 과정을 들여다보면 전혀 그렇지 않다는 것을 알 수 있습니다.

맥주를 제조할 때는 제조 회사에 따라 경도硬度가 높은 물이 필요하기 때문에 대량의 석고石膏를 혼합해 수돗물보다 수십 배 많은 미네랄 성분이 포함되도록 합니다. 석고는 주성분이 황산칼슘으로 된 매우 부드러운 황산염 광물질로, 골절 환자의 깁스붕대, 조각상, 석고 벽 등에 사용합니다. 맥주에 이러한 물질이 포함돼 있는데도 제조 과정의 속사정을 알지 못하는 사람은 물을 마시고 싶을 때 맥주를 대신 마시는 경우를 종종 볼 수 있습니다.

그 결과, 몸으로 흡수된 다량의 칼슘 때문에 모세혈관이 막히는 것은 물론, 신장결석, 요로결석, 방광결석 등을 일으키기도 합니다. 실제로 맥주 소비량이 많은 독일, 영국, 프랑스, 미국 등에서 이러한 질환이 특히 많이 발생하고 있습니다. 뇌는 체중의 2퍼센트에 불과하지만, 혈액의 20퍼센트가 공급될 정도로 매우 중요한 조직입니다. 뇌의 모세혈관이 막혀 각종 영양소가 제대로 공급되지 않으면 쪼그라들어 제 역할을 하지 못하게 되는 건 시간문제입니다.

앞서 언급한 것처럼 알코올 섭취는 신체의 물 부족 사태를 일으키므로 간에 저장된 포도당이 물 부족으로 분해되지 않고 계속 쌓여 빠른 속도로 지방간이 됩니다. 인체의 화학 공장인 간에 지방이 쌓여 기능을 제대로 발휘하지 못하면, 이때부터 뇌를 비롯해 신체의 각 조직이 굶주림에 허덕이기 시작합니다. 따라서 뇌 건강, 특히 치매를 염려한다면 지나친 알코올 섭취는 피해야 합니다.

3

커피, 많이 마실수록 뇌가 쪼그라듦

공부·운전·업무 중에 혹은 휴식 시간의 커피 한 잔은 기분 전환에 도움이 됩니다. 아이는 달콤한 과자나 초콜릿을 좋아하고, 많은 사람이 갈증을 느낄 때 사이다·주스·콜라와 같은 청량음료를 즐겨 마십니다. 감기가 들면 감기약, 두통이나 기타 다른 통증으로 아플 때는 진통제를 먹습니다. 이렇게 모두가 자주 접하는 커피, 과자, 청량음료, 진통제에는 카페인이 포함돼 있어 자연스럽게 어린 시절부터 카페인을 섭취하게 되는데, 카페인은 알츠하이머 치매와 밀접한 관련이 있습니다.

알츠하이머 치매의 특징은 뇌가 쪼그라드는 것인데, 매일 습관적으로 커피를 마시면 뇌인쪽 측두엽[2]가 일시적으로 쪼그라든다는 연구결과가 발표돼 커피 애호가에게 충격을 안겼습니다.

---

2 관자놀이 부근에 위치해 소리·냄새의 신호가 처음 도달하는 부위

2021년 2월 15일 국제 학술지인 「대뇌피질Cerebral Cortex」에 게재된 스위스 바젤대학교 카롤린 라이허트Caroline Leihert 박사팀의 실험 결과는 다음과 같습니다.

"평소 커피를 즐기는 청소년 20명을 10명씩 두 그룹으로 나눠 10일 동안 연구를 진행했다. A그룹 10명은 매일 카페인을 섭취시키고, 나머지 B그룹 10명은 카페인 섭취를 금지했다. 연구 대상자들의 잠자는 환경은 다르지 않았지만, 10일 동안 매일 카페인을 섭취한 A그룹은 뇌의 회백질灰白質 크기가 작아진 것이 확인된 반면, 카페인을 섭취하지 않은 B그룹의 회백질 크기는 연구 전과 다르지 않았다. 카페인 섭취가 뇌 기능에 물리적 변화를 유발한 것이다."

카페인이 건강에 미치는 긍정적인 면에만 초점을 맞춘 정보를 믿고 매일 커피를 여러 잔 마시고 있다면, 알츠하이머 치매의 예방 차원에서 한 번쯤 생각해 볼 것을 권합니다.

학습 능력과 기억력 감퇴

카페인 섭취가 뇌의 크기에 변화를 초래할 뿐 아니라 기억력 감퇴와도 깊은 관련이 있다는 보고가 있습니다. 2007년 5월 8일 「Bio-

치매 예방과 치유, 물이 최고의 약

chem Biophys Res Commun」에 발표된 연구 결과는 다음과 같습니다.

> "카페인은 세계에서 가장 광범위하게 소비되는 정신 자극제 중 하나이지만 …(중략)… 카페인을 장기간 섭취하면 학습 능력이 더뎌지고 기억력이 떨어지는 것으로 나타났다. 4주간의 카페인 섭취는 대조군에 비해 해마의 신경 세포 생성을 현저하게 감소시켰다. 이 결과, 우리는 카페인을 오랫동안 섭취하면 …(중략)… 학습 능력과 기억력이 부분적으로 억제될 수 있다는 결론을 얻었다."

해마 신경 세포 증식 방해

카페인 섭취가 최근의 일을 기억하는 '해마'의 신경 세포가 생성되는 것을 방해한다는 내용이 2009년 「신경약리학Neuropharmacology」 5월호에 수록돼 있는데, 이 연구를 주도한 크리스찬 웬츠Christian Wentz 박사팀의 연구 결과는 다음과 같습니다.

> "성인의 뇌신경 세포 생성은 학습, 기억력, 우울증과 관련돼 있다. …(중략)… 우리는 생쥐에서 새로 생성된 해마의 신경 세포의 증식, 분화, 생존에 미치는 카페인의 지속 시간에 따른

영향을 조사했다. 7일 동안의 카페인 투여는 생쥐의 해마 전 구체의 증식을 변화시켰다. 높은 용량의 카페인은 신경 세포 증식을 억제했다. …(중략)… 생리학적으로 관련된 카페인 용 량이 해마의 신경 세포 생성을 크게 위축시킬 수 있다는 것을 보여 준다."

뇌 속의 해마海馬는 최근의 일을 기억하는 단기 기억 저장고입니 다. 이곳이 카페인의 영향을 받아 세포 생성이 위축되고 크기가 바 뀌는 것은 예사로 넘길 일이 아닙니다.

정신 활동에 미치는 영향

카페인의 함유량을 살펴보면 보통 150밀리리터의 진한 커피 한 잔 에는 150밀리그램, 연한 커피에는 100밀리그램, 콜라 한 캔에는 40~60밀리그램, 다크초콜릿 100그램에는 66밀리그램이 포함돼 있습니다.

약 200~300밀리그램의 카페인을 섭취하면 뇌가 흥분하기 시작 하는데, 이는 2~3잔의 커피에 해당하는 양입니다. 카페인으로 뇌 가 흥분하면 졸음과 피로감이 없어져 기분이 상쾌하고 집중력이 높 아져 업무 처리 능력이 향상되기도 하지만, 다량 섭취하면 부작용 이 나타납니다.

_____ 치매 예방과 치유, 물이 최고의 약

스트레스를 받으면 달콤한 것이 먹고 싶어져 보통 초콜릿과 커피를 찾게 되는데, 하루에 다크초콜릿 1개, 진한 보통 커피 3잔을 마시면 500밀리그램 이상의 카페인을 섭취하게 됩니다.

하루에 섭취하는 카페인의 양이 600밀리그램을 초과하면 뇌에 대한 자극이 강해져 불안감, 초조감이 증가해 쉽게 흥분하게 되고, 공연히 짜증이 나기도 합니다. 카페인에 민감한 사람은 연한 커피 한 잔만 마셔도 좀처럼 잠이 오질 않는데, 진한 커피를 습관적으로 자주 마시면 내성이 생겨 뇌가 좀처럼 흥분하지 않게 됩니다. 흥분하지 않는 뇌를 흔들어 깨우기 위해서는 더욱 많은 양의 카페인이 필요하기 때문에 하루에 8잔, 심지어 10잔을 마시는 커피 중독자도 있습니다.

편두통을 유발하는 카페인

흥미로운 사실은 뇌에는 통증 감각이 없기 때문에 뇌출혈, 염증, 종양이 발생해도 아픈 줄 모른다는 것입니다. 그런데도 고민거리가 있거나 감기가 들면 머리 양쪽, 즉 관자놀이 근처가 아프고 이곳을 손가락이나 볼펜으로 누르면 통증이 약간 무뎌지는 느낌이 듭니다. 그러면 왜 편두통이 발생하는 것일까요?

고민거리는 우리 몸에 많은 스트레스를 주는데, 몸은 스트레스를 받으면 다량의 물을 소모합니다. 긴장하거나 스트레스를 받으면 갑자기 입이 바싹 마르고 갈증을 느끼는 것은 바로 이 때문입니다.

물이 85퍼센트를 차지하는 뇌는 1퍼센트만 부족해도 물을 달라는 신호를 보내는데, 그 신호가 바로 편두통으로 나타납니다. 물이 부족한 뇌는 더 많은 물을 흡수하기 위해 뇌 주변의 혈관을 확장시켜 혈액 순환이 잘되게 하고, 이 혈관 확장으로 뇌 주변의 통증 감각이 자극을 받아 두통을 일으키는 것입니다. 편두통이 생겼을 때 커피를 마시면 신기하게도 통증이 진정되는 경우가 있는데, 그 이유는 카페인이 편두통으로 확장된 혈관을 축소하는 역할을 하기 때문입니다. 이처럼 카페인은 분명 편두통에는 효과가 있습니다. 하지만 소변 배출을 돕는 이뇨제 역할을 해 화장실을 자주 가게 됩니다. 예를 들어 커피를 5잔 마시면 우리 몸에서 배출되는 물은 6잔 정도가 되므로 커피는 마시면 마실수록 뇌에 물 부족 현상을 일으켜 더 많은 문제를 일으킵니다. 이러한 사실로 미뤄볼 때 카페인은 물이 부족할 때 뇌가 쪼그라드는 알츠하이머 치매가 더 빨리 진행되도록 하는 촉진제 역할을 한다는 것을 알 수 있습니다.

신체에 나타나는 현상

"커피를 마시지 않으면 머리가 아프고 나른하며 집중력이 떨어져 일이 손에 잡히지 않는다"라고 말하는 사람은 '커피 중독자'라고 해도 과언이 아닙니다. 하루에 다량의 카페인을 섭취하는 사람에게

_____ 치매 예방과 치유, 물이 최고의 약

눈에 띄게 나타나는 현상은 다음과 같습니다.

첫째, 카페인은 혈관을 축소시켜 여름철에는 혈액 순환을 느리게 만들어 체내에 발생한 열을 피부의 땀구멍으로 신속하게 운반하지 못하고, 겨울철에는 열을 발생시키는 데 필요한 영양소를 원활하게 공급하지 못하게 합니다. 따라서 커피, 즉 카페인에 중독되면 여름철에 날씨가 조금만 무더워도 "아휴~ 더워, 더워!" 하며 에어컨 쪽으로 다가가고, 겨울철에는 심하게 추위를 타며 기온이 조금만 내려가도 오들오들 떨고 "추워, 추워" 하며 난방 기구에 의존하거나 내복을 여러 벌 껴입는 것을 볼 수 있습니다.

둘째, 손이나 팔의 혈관이 피부 위로 드러날 정도로 튀어나와 있습니다. 카페인의 영향으로 수축된 혈관은 딱딱해져서 자연히 주변의 부드러운 피부 위로 혈관이 두드러지게 나타날 수밖에 없습니다.

셋째, 입안의 치아가 카페인의 영향으로 누렇게 변색됩니다. 치아가 훤히 드러나게 웃는 사람이라면 변색된 치아를 하얗게 하기 위해 치과에 자주 가서 스케일링과 미백 관련 시술을 받습니다.

카페인, 마약, 담배는 두뇌로 가는 모든 영양소를 체크하는 글리아세포를 무사 통과해 뇌를 흥분시키는 물질이므로 중독성이 있습니다. 뇌가 이러한 물질에 중독되면 끊임없이 갈구하기 때문에 본인의 의지력과 약물로는 쉽게 끊을 수 없습니다. 중독성 물질을 쉽게 끊는 방법은 평소 충분한 양의 물과 적당량의 소금을 꾸준히 섭취하는 것입니다. 실제로 독자 여러분이 주변의 중독자에게 권해 지켜보면 확실하게 느낄 수 있습니다.

4.
우유, 위장이 4개인 송아지의 음식

칼슘이 많아 건강에 좋은 식품으로만 알려진 우유를 물처럼 마시는 사람이 있습니다. 하지만 우유는 파킨슨병과 연관이 있어 관련 내용을 소개하고자 합니다.

2005년 4월 7일 국내의 메디칼타임즈MedicalTimes는 신경학회지Neurology에 발표된 것을 인용해 '과다한 우유, 남성 파킨슨병 위험 높여'라는 제목의 기사를 실었습니다. 미국 버지니아 대학 연구팀은 미국 하와이 호놀룰루 심장 프로그램에 참여한 45~68세의 남성 7,504명을 대상으로 파킨슨병 발병에 대해 30년간 추적 조사했습니다. 그 결과, 총 128명이 파킨슨병에 걸렸으며, 섭취하는 우유의 양이 많아질수록 발병률이 높아진 것으로 발표했습니다. 우유를 과다하게 많이 마시는 사람은 마시지 않는 사람에 비해 파킨슨병에 걸릴 위험이 2.3배 더 높은 것으로 나타났습니다.

2017년 6월 9일 국내의 메디컬투데이MedicalToday는 미국 하버드 공중보건대학 연구팀이 신경학회지Neurology에 발표한 내용을 '저지방 우유 많이 먹으면 파킨슨병 위험 높아져'라는 제목으로 실었습니다. 12만 9,346명을 대상으로 25년간 추적 조사한 바에 따르면, 유제품을 한 번 이상 섭취한 사람들에게 파킨슨병 발병 위험이 34퍼센트 더 높았으며, 탈지유나 저지방 우유를 매일 한 번 이상 섭취할 때는 1주일에 한 번 이하 섭취할 때보다 파킨슨병 발병 위험이 39퍼센트 높았습니다. 또한 빙과류水菓類인 얼린 요구르트나 셔벗 섭취는 발병 위험을 약간 더 높이는 것으로 나타났습니다.

2022년 2월 10일 인터넷 신문 디멘시아뉴스DementiaNews는 글로벌 전문가 네트워크인 MDEdge Neurology에 발표된 내용을 인용해 '특정 유전인자 보유 남성, 파킨슨병 위험 70퍼센트 증가 확인'이라는 기사를 실었습니다. 프랑스 파리 제11대학의 한 교수는 "분석 결과 유제품 섭취로 인한 파킨슨병 발병 사이에는 인과 관계가 있다는 것을 시사한다"라고 강조했으며, "과거의 연구들에서도 유제품 섭취가 파킨슨병의 위험인자로 지목된 바 있다"라고 말했습니다. 또한 "전향적 연구를 통계학적으로 분석한 결과에서도 유제품 섭취가 많은 참가자의 경우 파킨슨병 발병 위험이 40퍼센트 증가하는 것으로 보고됐다"라고 설명했습니다. 이번 연구 결과는 유럽파킨슨병컨소시엄에 등록된 23개 연구를 기반으로 9,823건의 파킨슨병 증례와 8,376명의 대조군 사례를 비교 분석해 연관성을 평가한 내용이었습니다.

더욱이 우유는 파킨슨병뿐 아니라 다른 질병의 발병률도 높이는 것으로 알려져 있습니다.

사람은 태어나서 1년이 지나야 겨우 걷기 시작하고 엄마 젖을 떼기까지는 보통 3년이 걸리지만, 송아지는 태어나자마자 일어서서 걷기 시작해 6개월 후에는 젖을 떼고 어미 품을 떠납니다. 이는 인간의 모유와 송아지용 우유에 포함된 단백질과 호르몬의 역할 차이 때문입니다.

갓난아기가 먹는 모유에는 단백질이 7퍼센트가 포함돼 있는데 송아지용 우유에는 그 3배인 20퍼센트가량이 포함돼 있습니다. 우유에 다량으로 포함된 단백질카제인은 단단한 덩어리를 이뤄 소화·흡수되지 않아 송아지의 4개의 위장을 통과하면서 겨우 소화됩니다. 반면, 갓난아기가 먹는 모유는 부드럽고 딱딱하지 않아 1개의 위장만으로도 소화·흡수가 잘되는 특징이 있습니다. 모유를 먹는 아이는 우유를 먹는 아이보다 면역력이 강해 아토피성 피부염이나 감기 등에 잘 걸리지 않으며, 유아가 갑자기 사망하는 일도 거의 없습니다.

우유는 급성장해 6개월 만에 젖을 떼야 하는 송아지용이므로 인간에게 적합한 음식이 아닙니다. 어떤 사람이 20세, 아니 60세가 넘었는데도 갓난애처럼 엄마의 젖을 먹는다는 것은 매우 부자연스런 일입니다. 지구상에서 유아기에 젖을 떼고 성체가 된 후에도 다른 동물의 젖을 먹는 생명체는 인간뿐입니다. 우유는 위장이 4개인 송아지용 음식이지 위장이 하나뿐인 인간의 음식이 아닙니다.

우유의 단백질인 카제인에서 생긴 '카조모르핀'은 진통제인 모르핀과 유사한 물질로 중독성이 있으며, 뇌신경에 작용해 정신 불안, 신경 장애 등을 일으킵니다. 우유에 포함된 호르몬은 인간에게 부적합한 물질입니다. 특히 임신 중인 젖소에서 짜낸 우유에는 사람이 섭취하면 안 되는 다량의 여성 호르몬이 포함돼 있는데, 이 호르몬은 섭씨 120~130도의 고온에도 분해되지 않으며, 암을 일으킵니다. 또한 인슐린유사성장인자 IGF-1 호르몬은 임신과는 상관없이 분비돼 송아지의 체중을 하루에 1킬로그램씩 증가시키는 역할을 하는 강력한 성장 촉진 호르몬입니다. 태어난 지 6개월 만에 200킬로그램이 넘을 정도로 급성장시키는 송아지용 호르몬을 인간이 섭취하면 체구가 커지는 것은 물론 그로 인한 부작용도 적지 않습니다.

끈끈한 점액질 생성

우유는 마실수록 끈끈한 성질의 점액질粘液質이 생성되는데, 이 점액질은 폐질환으로 고생하는 사람을 더욱 괴롭히는 물질입니다. 가래가 끊임없이 나오는 천식, 기도가 좁아져 호흡이 곤란해지는 폐기종肺氣腫, 끈적거리는 점액이 많이 생성되는 낭포성섬유증囊胞性纖維症 환자가 우유를 섭취하면 증상이 더욱 악화됩니다. 끊임없이 흐르는 콧물이나 침 때문에 밤에 잠을 제대로 못 자 짜증을 내며 부모를 괴롭히는 아이들의 공통점은 모유 대신 분유를 먹는다는 것입니다.

미국 펜실베이니아대학교 프랭크 오스키Frank Oski 박사는 『DON'T DRINK YOUR MILK』에서 1930년대 미국 시카고의 2만 명 이상의 유아를 대상으로 모유와 우유로 키운 아이의 사망률을 조사한 결과를 공개했습니다.

> "출생 후 9개월 시점에서 모유로 키운 아이의 사망률은 1,000명당 1.5명인데 비해, 우유는 사망률이 84.7명이었다. 모유보다 56배 높은 사망률을 보였으며, 소화기 계통의 감염증 사망률은 40배, 호흡기 질환의 사망률은 120배에 달했다."

그 당시는 항생제가 개발되기 이전이었으므로 모유와 우유의 차이점을 분명히 파악할 수 있는 자료라고 할 수 있습니다.

류머티즘 관절염과의 연관성

미국 알라바마주 소아과 전문의인 던 바게트Dawn Baguette는 환자의 식생활을 조사한 결과, 미성년자의 류머티즘 관절염이 우유와 밀접한 관련이 있다고 하면서 다음과 같이 말했습니다.

"나는 이제까지 류머티즘 관절염 증상이 있는 어린이를 다수 진료했는데, 그중 여러 명은 부모는 물론 나도 놀랄 정도로 병세가 심하게 진행됐다. 다행스럽게도 8년 동안 우유와 유제품 섭취를 중단한 결과, 증상이 완화돼 건강을 회복할 수 있었다. 한 여자아이는 류머티즘 전문의에게 '진성 류머티즘 관절염'이라는 진단을 받았는데, 식생활 개선 첫 시작으로 우유 섭취를 중단했더니 증상이 완화됐다."

사실 저의 지인 중에도 우유를 지나치게 좋아해 류머티즘 관절염으로 고생하던 사람이 우유 섭취를 중단하자 호전된 경우가 있습니다.

소아당뇨병 발병 위험

청소년기에 발생하는 '제1형 당뇨병'을 다른 말로는 '소아당뇨병'이라고 합니다. 당뇨병은 주로 50~60세 이상의 노년층에만 발생하는 질환으로 알고 있는 사람이 많은데, 최근에는 초등학생에게도 발생하면서 새롭게 등장한 표현입니다.

미국 코넬대학교의 콜린 캠벨Colin Campbell 교수가 저술한『차이나 스터디The China Study』에는 다음과 같은 내용이 수록돼 있습니다.

"소아당뇨병은 젖먹이 때부터 모유 대신 분유를 먹고 자란 어린이에게 많이 발생한다. 1980년대 후반 핀란드에서 연구한 결과에 따르면, 우유 섭취는 소아당뇨병 발병 위험도를 5~6배 증가시킨다. …(중략)… 1993년 미국 연구팀은 젖먹이 때부터 우유를 먹고 자란 어린이는 최소 3개월 동안 모유를 먹고 자란 어린이보다 소아당뇨병에 걸릴 위험도가 11.3배 높다고 밝혔다. …(중략)… 1994년 미국 소아과학회는 당뇨병이 많이 발생하는 집안에서는 갓 태어난 유아에게 2년 동안은 분유를 주지 말 것을 강력히 권장했다."

골다공증 발생

노인이 넘어지면 젊은이와 달리 뼈가 쉽게 부러져 골절상을 입는 것을 종종 볼 수 있습니다. 특히 고관절을 다치면 침대에 누워서만 지내다가 1~2년 내에 사망하는 경우가 흔합니다. 이제까지 많은 사람은 "골절상은 골다공증 때문에 발생하므로 뼈를 튼튼히 하기 위해서는 칼슘이 풍부한 우유를 마셔야 한다"라고 하면서 학교 교과서에서조차 우유를 열심히 마실 것을 권장하기까지 합니다. 하지만 우유를 마실수록 골다공증을 유발한다는 것이 최신 영양학에 의해 밝혀졌습니다.

송아지용 우유에 포함된 카제인단백질을 인간이 섭취하면 소장小腸

에서 암모니아가 많이 발생합니다. 이 암모니아가 몸에 흡수되면 요소로 변환돼 배출되는 과정에서 산$_{Acid}$이 생성됩니다. 산$_{酸}$은 강력한 강산성$_{强酸性}$이므로 중화되지 않으면 뇌의 검문소 역할을 하는 뇌혈관 장벽이 파괴돼 뇌로 들어가면 안 되는 이물질이 들어가서 치매를 일으키거나 혈액을 산성화시켜 각종 질병을 유발하는 원인이 됩니다.

그래서 인체는 서둘러 산성 혈액을 중화시키기 위해 가장 강력한 알칼리성 성분인 칼슘을 뼈에서 대량으로 녹여 혈액으로 공급합니다. 우유를 마셔 흡수한 칼슘보다 빠져나가는 양이 4배나 더 많아 뼈는 물고기를 잡는 그물처럼 구멍이 숭숭 뚫린 상태의 골다공증이 되는 것입니다. 2000년 미국식품의약국 장관은 이러한 결과를 바탕으로 "우유를 마시고 뼈를 튼튼하게 하려고 하다니 당치도 않은 말이다"라고 언급했습니다.

암 발병

우유의 또 다른 문제점은 우유 생산량을 증가시킬 목적으로 젖소의 신체를 자극하는 유전자 변형 성장 호르몬$_{rBGH}$을 투여하는데, 미국 Nutrition Therapy Institute의 교과서인 『FAST FOOD』에는 "이 호르몬은 미국 정부가 1993년에 허가한 것으로, 이 호르몬이 포함된 우유는 유방암, 전립선암, 대장암, 골암, 폐암, 종양의 성장과 많은 관련이 있다는 점이 1995년에 확인됐다"라는 내용이 수록돼 있습니다.

위와 같은 우유에 관한 부정적인 보고로 미국에서는 1998년부터 산부인과를 포함한 병원을 대상으로 분유 판촉 활동 및 매스컴 광고를 금지하는 법안이 통과돼 시행 중에 있습니다. 이러한 영향으로 미국의 우유 소비량은 감소하는 추세로 바뀌어 최근에는 전성기인 1975년에 비해 60퍼센트나 줄어들었습니다.

우유가 건강에 좋지 않다는 인식이 점차 확산되면서 미국 우유 업계에도 큰 변화가 생겼고, 2020년 1월 충격적인 뉴스가 전해졌습니다. 고급 아이스크림으로 알려진 레이디보덴Lady Borden을 생산·판매하는 회사 보덴Borden이 파산했다는 놀라운 소식입니다. 미국에서 1, 2위를 다투는 대규모의 우유 제조 회사가 파산했다는 것은 우유 소비량이 엄청나게 급감했다는 것을 의미합니다. 미국인의 우유에 대한 인식이 이렇게 변화됐는데도 우리나라에서는 아직도 많은 사람이 '우유는 건강에 좋은 음식'으로 인식하고 있는 상황입니다.

5

액상과당, 설탕보다 더 나쁜 식품

각종 시럽, 청량음료, 소스, 과자 등의 가공식품에 설탕 대신 첨가하는 액상과당도 치매 예방 및 개선과 밀접한 관련이 있습니다. '과당'은 과일의 달콤한 성분으로, 이는 '과일 과果'와 '엿 당糖'의 합성어입니다. 과당에는 과일에 포함된 '천연과당'과 인공적으로 합성한 '액상과당'이 있습니다.

천연과당과 액상과당의 차이점을 이해하지 못한 일부 사람의 "과일에는 과당이 많으므로 비만인과 당뇨병 환자는 물론이고, 치매 예방을 위해서도 과일을 먹으면 안 된다"라는 엉뚱한 주장도 있습니다. 하지만 인공적으로 합성한 과당이나 포도당을 단독으로 섭취하면 건강을 좀먹는 악마와 같은 존재가 되지만, 과일에는 과당뿐 아니라 우리의 건강을 책임지는 각종 비타민, 미네랄, 효소, 항산화물질, 식이섬유 등이 풍부하게 포함돼 있기 때문에 뇌 건강에 매우 유익한 역할을 합니다. 더욱이 뇌의 모세혈관을 튼튼하게 하는 것으로 알려져 있는 귤, 유자, 오렌지에 포함된 '루틴'은 치매 예방을 위해 적극적으로 섭취할 것을 권장하고 있는 물질입니다.

2016년 일본에서 발행된 『장의 힘으로 당신은 바뀐다腸の力であなたは変わる』에서는 인공적으로 합성한 과당의 폐해에 대해 '인공과당과 글루텐은 당신의 건강을 파괴하는 2가지 악마'라고 표현했습니다. 인공과당이 인체에 얼마나 해를 끼치기에 '악마'라고까지 표현했을까요? 앞서 소개한 『FAST FOOD』에서는 그 제조 과정이 자세히 수록돼 있는데, 이를 요약하면 다음과 같습니다.

- 유전자 조작 옥수수 → 알파 아밀라아제 효소유전자 조작된 것로 처리 → 글루코 아밀라아제유전자 조작된 것로 처리 → 글루코스 이소메라아제로 처리 → 액체 크로마토그래피로 처리 → 55퍼센트의 과당이 되도록 혼합 → 운반용 탱커에 주입

유전자 조작으로 생산된 옥수수에 유전자 조작의 각종 효소가 첨가돼 생산된 인공과당을 다른 말로는 '옥수수시럽', '액상과당', '고과당콘시럽high-fructose corn syrup', '콘시럽', '이성화당異性化糖'이라고 합니다. 인공과당은 설탕보다 훨씬 저렴한 가격으로 생산할 수 있기 때문에 달콤한 맛을 좋아하는 소비자의 구미에 맞추고 생산 단가를 낮추려면 식품회사가 사용할 수밖에 없습니다.

액상과당의 원재료인 옥수수도 유전자가 조작된 옥수수가 사용되고, 생산 공정에서도 유전자 조작의 효소가 사용됩니다. 프랑스 국립연구소는 유전자 조작 식품이 동물에게 어떤 영향을 미치는지를 연구한 결과를 발표했습니다. 2012년 11월에 발행된 『Nature News』는 "유전자 변형 옥수수를 먹은 쥐가 일반 사료를 먹은 쥐보다 더 빨리 사망하며, 장기 손상 및 암에 걸릴 확률이 더 높다"라고 밝히면서 커다란 종양이 생긴 쥐의 사진도 함께 수록했습니다. 200마리의 쥐를 대상으로 한 2년 동안의 실험이었지만, 인간에게도 어떤 영향을 미칠 수 있는지를 보여 주는 연구로 평가되고 있습니다.

2014년 미국 듀크대학병원 연구팀은 "비알코올성 간질환이 있는 성인 427명의 진료 기록과 식습관을 분석한 결과, 액상과당이 혈당을 조절하는 인슐린 기능을 떨어뜨려 대사증후군을 일으키고 지방간을 촉진시킨다"라고 발표했습니다.

미국 유타대학교 연구팀은 쥐를 대상으로 한 실험 결과, "액상과당이 든 사료를 40주 간 먹은 암컷 쥐가 설탕이 든 사료를 먹은 암컷 쥐보다 폐사율이 2배 정도 높았고, 번식률은 26퍼센트 정도 떨어지는 것으로 나타난 반면, 수컷 쥐에게서는 별다른 차이점이 발견되지 않았다"라고 밝혔습니다. 구체적인 원인은 밝혀지지 않았지만, 액상과당이 인간에게 어떤 영향을 미칠 수 있는지와 남성보다 여성에게 더 해로울 수 있다는 사실을 일깨워 준 사례라고 할 수 있습니다.

액상과당은 빵, 과자 외에도 커피 전문점에서 내놓는 시럽, 캔커피, 콜라, 아이스크림, 케첩, 사탕, 잼 등의 식품에도 포함돼 있습니다. 인공과당이 포함된 식품을 섭취하면 신체에서 중성지방의 합성이 3배로 껑충 뛰어오르고 혈중 중성지방과 악성 콜레스테롤로 알려진 LDL콜레스테롤 수치가 올라가 비만으로 진행될 뿐 아니라 혈중 단백질과 결합해 뇌혈관과 간에 염증을 일으킵니다.

뇌혈관에 염증이 발생한다는 것은 치매의 예방과 치유에 매우 치명적입니다.

모세혈관은 뇌세포에 영양을 공급하고 세포 안팎에서 발생한 노폐물, 즉 쓰레기를 흡수하는 역할을 하는데, 이곳에 염증이 발생하면 혈관이 막혀 뇌 속에 쓰레기가 쌓입니다. 영양을 제대로 공급받지 못하고 쓰레기만 쌓인 뇌세포는 수명을 다 하기 전에 죽거나 파괴되므로 뇌가 쪼그라드는 알츠하이머 치매로 진행될 수밖에 없습니다.

6

나쁜 식용유, 뇌신경 세포 파괴

인체를 구성하는 가장 기본 단위인 세포를 둘러싸 보호하고 있는 세포막은 지질脂質, 기름이 70퍼센트를 차지하고 있습니다. 따라서 기름은 인체를 구성하는 데 매우 중요한 필수 영양소라고 할 수 있습니다. 뇌신경 세포도 대부분 기름으로 구성돼 있어 치매의 예방과 개선을 위해서는 기름에 관한 지식이 필요합니다.

우리는 흔히 '지방·기름'이라고 하면, '건강에는 동물성 기름보다 식물성 기름이 좋다'라고 여기며 볶음요리, 튀김요리, 부침요리, 잡채, 달걀프라이 등 각종 요리에 널리 사용하고 있습니다. 우리의 식생활에 널리 사용되는 식용유가 치매와 밀접한 관련이 있다고 하면 대부분의 사람은 고개를 갸우뚱합니다. 뇌 건강을 위해서는 반드시 알아 둬야 할 상식인 세포막 구조부터 우선 살펴보겠습니다.

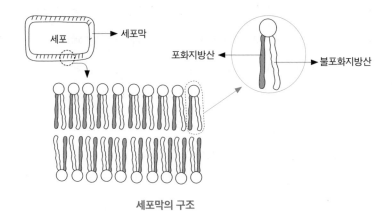

세포막의 구조

세포막은 '포화지방산'과 '불포화지방산'이라는 기름으로 구성돼 세포를 보호하는 역할을 합니다. 이 중에서 포화지방산은 필요에 따라 인체에서 합성되므로 굳이 섭취하지 않아도 됩니다. 한편 불포화지방산은 '오메가3·6·9'라는 세 종류의 기름이 있습니다. 오메가9은 포화지방산처럼 필요에 따라 인체에서 합성돼 굳이 섭취하지 않아도 되지만, 오메가3와 6는 반드시 음식을 통해서만 섭취해야 되는 기름으로 '필수 지방산'이라고 합니다.

상온에서 쉽게 굳어지는 포화지방산 기름은 주로 동물성 식품과 버터에 많이 포함돼 있으며, 상온에서 굳지 않는 불포화지방산은 식물성 식품에 많이 포함돼 있습니다.[3] 오메가3는 주로 등푸른생

---

3 포화지방산이 특히 많이 포함된 식물성 식품은 코코넛오일(92퍼센트)과 팜유(51퍼센트)가 있음.

선, 들기름, 아마인유, 오메가6는 참기름, 콩기름, 포도씨기름, 홍화씨기름, 옥수수기름, 해바라기씨기름, 면실유^{목화씨기름} 등에 많이 포함돼 있습니다.

튼튼한 뇌신경 세포를 위한 오메가3와 6의 섭취 비율은 가능하면 1:1이 가장 이상적입니다. 하지만 일부 사람은 등푸른생선, 들기름, 아마인유와 같은 기름은 전혀 섭취하지 않고 오메가6 계열의 기름으로 튀긴 통닭, 튀김요리, 볶음요리, 잡채 등만을 즐겨 먹는 탓에 오메가3와 6의 섭취 비율이 1:10은 보통이고, 심지어 1:50 정도로 불균형 상태인 경우가 있습니다. 더욱이 굳이 섭취하지 않아도 되는 포화지방산 기름인 마가린과 쇼트닝으로 튀긴 빵, 도넛, 과자, 피자 등을 즐긴 탓에 뇌신경 세포를 보호하는 세포막의 기름 성분 균형이 무너져 20~30대의 젊은이에게도 치매가 발생하고 있습니다.

더욱 심각한 점은 오메가6 계열의 일부 기름은 250도 이상 고온의 생산 과정에서 뇌신경 세포를 망가뜨리는 독성 물질이 생성된다는 것입니다. 뇌 과학 전문의사인 야마시마 데츠모리 박사가 집필한 『그 식용유가 당신을 죽인다_{そのサラダ油があなたを殺す}』에는 식용유 제조 과정이 상세히 소개돼 있는데, 이를 요약하면 다음과 같습니다.

"식용유 제조 공정에는 콩_{대두}, 옥수수배아, 홍화씨, 포도씨,

해바라기씨 등을 기계로 압착해 기름 성분을 추출하는데, 이 과정에서 '핵세인haxane'[4]이라는 화학 약품을 사용해 원재료에 포함된 기름 성분을 녹인다. 화학 약품으로 녹인 식물성 기름의 색깔은 희뿌옇기 때문에 이를 투명한 색깔로 바꾸기 위해 또다시 약품을 사용해 정제한다. 그리고 약품 냄새가 나는 기름을 깨끗한 기름으로 정제하기 위해 여러 차례 고온 처리를 하므로 제품화 단계에서는 많든 적든 독성 물질인 '하이드록시 노네날hydroxy nonenal'이 발생한다. 튀김요리, 볶음요리 등의 조리 과정에서 또다시 열을 가하면 그 독소는 계속 증가한다. …(중략)… 독성물질인 하이드록시 노네날은 뇌세포를 죽음으로 몰아넣는 암살자다. …(중략)… 이러한 기름을 섭취하면 알츠하이머 치매, 아토피성 피부염, 우울증 등이 발생한다."

인간의 뇌는 대부분 기름으로 구성돼 있으므로 기름 선택에 신중해야 한다는 점을 알 수 있습니다. 치매와 밀접한 관련이 있는 뇌 건강을 위해서는 가능하면 오메가3가 풍부한 기름, 즉 열을 가하지 않고 열매에서 직접 추출한 날것의 생들기름이나 아마인유를 추천합니다. 특히 튀김요리나 볶음요리에는 올리브 열매에서 직접 추출한 엑스트라 버진 올리브유를 사용하는 것이 좋습니다.

---

4 석유 제품으로, 브레이크 등 자동차 부품의 클리너로 사용됨.

7

밀, 뇌신경 장애 유발

21세기 최첨단 홀리스틱 영양학에서는 '밀'을 산성 식품으로 분류하고, 가능한 한 적게 섭취할 것을 권하고 있는데, 그 이유는 밀에 포함된 '글루텐'이 많은 말썽을 부리고 있기 때문입니다. 글루텐은 옥수수, 쌀 등에도 존재하지만, 문제가 되는 것은 밀에 포함된 글루텐입니다.

미국 워싱턴에서 '과민성 대장 증후군 치료 센터'를 창립해 의학 고문을 맡고 있는 스티븐 왕겐Stephen Wangen은 『Healthier Without Wheat』에서 "밀의 글루텐은 각종 영양소를 흡수하는 소장의 세포가 망가지는 셀리악병, 빈혈, 철분 결핍증, 갑상선 기능 저하증갑상샘 기능저하증, 골다공증 등을 유발한다"라고 밝히고 있습니다. 국내에서는 『밀가루만 끊어도 100가지 병을 막을 수 있다』끌레마, 2012로 출간됐으니 꼭 한 번 읽어보시기 바랍니다.

공격당하는 뇌신경 세포

밀의 글루텐은 쉽게 늘어나지 않는 '글루테닌'과 탄력성은 약하지만 쉽게 늘어나는 성질을 지닌 '글리아딘'이 결합돼 탄력성과 끈적거리는 점착성이 겸비된 물질입니다. 따라서 밀로 만든 음식을 먹으면 인체는 글루텐을 이물질, 즉 적군으로 인식해 공격합니다. 밀이 알레르기를 일으키는 3대 식품밀, 달걀, 우유 중 하나로 알려져 있는 것은 바로 이 때문입니다. 더 큰 문제는 알레르기를 일으킬 뿐 아니라 뇌신경 세포까지 공격해 치매를 유발한다는 것입니다.

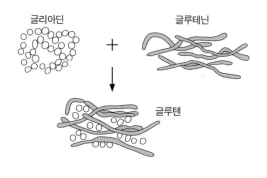

밀의 단백질 구조

단백질은 수십~수천 개의 아미노산이 연결돼 어우러진 구조로, 밀의 단백질과 인간의 장기는 일부 아미노산 배열이 매우 비슷한데, 다음의 그림을 보면 쉽게 이해할 수 있습니다.

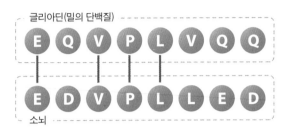

글리아딘(밀의 단백질)

소뇌

밀과 소뇌의 아미노산 배열

위 그림은 밀의 글루텐 일종인 '글리아딘'과 인간의 뇌 일부인 소뇌小腦의 아미노산 배열을 비교한 것으로, 8개의 아미노산 배열 중 절반인 4개가 공통적으로 포함돼 있습니다. 단백질을 형성하기 위해 생성된 아미노산은 수십만 종인데, 그중 이렇게 공통점이 많은 아미노산은 독특한 존재가 되기 십상입니다. 평균 키가 1미터 60센티미터인 사람들 틈에 1미터 80센티미터의 키 큰 사람이 서 있으면 쉽게 눈에 띄는 것과 같은 이치입니다.

이처럼 밀의 글루텐과 아미노산 배열이 매우 비슷한 뇌의 일부 조직은 다른 조직에 비해 쉽게 공격의 대상이 됩니다. 신체에는 외부에서 침입한 세균, 바이러스, 곰팡이 등의 이물질을 공격해 물리치는 항체抗體가 존재하는데, 이 항체는 아미노산 배열을 보고 적군인지 아군인지를 판단해 공격합니다. 밀의 글루텐을 공격 목표로 삼아 만들어진 항체가 인간의 뇌도 적군으로 오인해 공격하면 뇌가 손상을 입고 기능을 제대로 발휘하지 못해 치매가 진행됩니다.

밀의 글루텐과 비슷한 아미노산 배열을 갖고 있다가 항체의 공격을 받는 장기에는 소뇌, 뇌신경 세포, 갑상선, 난소, 정소精巢, 췌장, 위장, 심장, 뼈, 간·뇌·부신피질에서 생성되는 효소 등이 있습니다. 항체의 공격을 받아 발생한 증상을 다른 말로는 '자가면역질환'이라고 합니다. 자가면역질환의 대표적인 예로는 류머티즘 관절염, 다발성경화증, 갑상선염, 백혈병, 강직성 척추염, 셀리악병, 크론병, 궤양성대장염, 소아당뇨병, 건선, 피부경화증, 천식, 섬유근육통, 자폐증 등 80여 가지에 이릅니다.

셀리악병

글루텐은 밀, 옥수수, 보리, 호밀 등에 포함돼 있는데, 이 중에서 인간에게 문제를 일으키는 것은 '밀'입니다. 대부분의 생명체가 유전자 형질이 두 종류인 반면, 밀은 자그마치 여섯 종류나 되며, 21개의 염색체는 160억 개의 DNA 이중 사슬로 구성돼 있어 쌀의 40배, 옥수수의 6배, 인간에 비해서는 5배나 많은 수치입니다.

밀의 글루텐 때문에 발생하는 질병으로 명확하게 밝혀진 '셀리악병'은 원래 밀 음식을 좋아하는 서양인에게 많이 발생했지만, 요즘은 동양인 중 밀을 좋아하는 사람에게 발생하기도 합니다. 셀리악병은 밀의 글루텐이 완전 소화되지 않은 채 소장에 남아 영양소를 흡수하는 융모絨毛 조직을 파괴하는 질환입니다. 셀리악병은 설사,

복통, 복부팽만, 식욕부진을 비롯해 자가면역질환인 천식, 비염, 알레르기 등을 일으키기도 합니다.

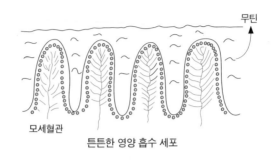

무틴

모세혈관

튼튼한 영양 흡수 세포

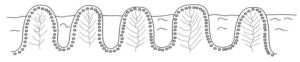

쇠약한 영양 흡수 세포

소장의 영양소 흡수 조직

그림처럼 소장의 융모 조직은 마치 다섯 손가락처럼 들쭉날쭉한 모양을 띠고 있는데, 이것이 글루텐의 영향으로 망가지면 불끈 쥔 주먹의 튀어나온 4개의 관절처럼 뭉툭한 형태로 변합니다. 그리고 염증이 생기면 소장의 세포와 세포 사이에 틈새가 생기기도 합니다. 영양소를 흡수하는 세포들 사이에 틈새가 생기면 이곳으로 불필요한 이물질이 흡수되고, 신체 곳곳에 염증을 일으켜 아토피성 피부염, 뾰루지, 여드름, 습진, 변비, 피로, 두통, 건선, 체중 증가

등이 발생합니다. 또한 '글루텐 정신병'이라는 뇌줄기장애(뇌간장애), 자폐증, 우울증, 정신분열, 불안장애 등을 일으키기도 합니다.

이처럼 글루텐이 문제를 많이 일으키는데도 왜 많은 사람이 밀음식을 좋아하는지 알기 위해서 우선 양귀비에 대해 설명하겠습니다. '모르핀'은 양귀비의 덜 익은 열매에서 추출한 아편으로 만든 강력한 진통제로, 통증을 없애는 것과 동시에 사람에 따라 기분을 흐뭇하게 하는 성질이 있습니다. 인간이 밀 음식을 즐겨 먹으면 체내에서 진통제 '모르핀'과 유사한 물질인 '엑소르핀'이 생성돼 기분이 일시적으로 좋아집니다. 밀로 만든 면이나 빵을 먹을 때마다 기분이 좋아지므로 자신도 모르게 중독되는 것입니다.

유전자 조작이 없던 과거의 밀에 포함된 글루텐도 많은 말썽을 일으켰는데, 생명공학의 힘을 빌려 유전자 조작으로 생산된 밀에는 글루텐 함유량이 기존의 밀보다 40배나 많습니다. 이러한 밀이 인간에게 인기가 있는 이유는 다른 곡물에 비해 대량 수확이 가능하고, 쫀득쫀득한 성질을 이용해 다양한 음식을 만들 수 있기 때문입니다. 사실 먹이를 씹을 이빨이 없어 모래주머니로 소화시키는 '새'와 위장이 4개인 '소'의 사료로는 적합할지 모르지만, 모래주머니 없이 위장이 1개뿐인 인간에게는 적합하지 않은 식품이라는 것을 알 수 있습니다.

8

고기, 많이 먹을수록
뇌 속 노폐물 축적

특별한 날이나 손님에게 색다른 음식을 내놓을 때 인기 있는 식품 중 하나가 '고기'입니다. 많은 사람에게 인기 있는 고기가 치매와 밀접한 관련이 있는 뇌에 문제를 일으킨다는 것을 설명하기 위해 세계 최장수국과 최단명국을 예로 들어 보겠습니다.

남미의 에콰도르 '빌카밤바'라는 마을은 세계 최장수촌 중 하나입니다. 1993년 9월 23일 중앙일보 기사에 따르면, 이곳의 100세 이상 사망자 중에는 140세 이상이 3명, 130세 1명, 120세 5명, 117세 1명, 110세 4명이 있습니다. 또한 이곳의 여성은 70대에도 자녀를 출산하고 남성은 110세가 넘는 나이에도 농사를 지으며 건강하게 생활하는데도, 얼굴과 손등에 검버섯이 없다고 합니다.

영양학자들이 빌카밤바를 방문해 식생활을 조사한 결과, 주로 곡물, 채소, 과일을 섭취하는 식물성 식품 위주의 식생활을 하고 있었고, 단백질 섭취는 고기 대신 콩을 이틀 동안 물에 불려 잡곡과 함께 지은 밥으로 해결하고 있다는 사실을 발견했습니다.

콩대두은 단백질이 약 35~40퍼센트, 탄수화물이 28퍼센트, 지방이 19퍼센트, 식이섬유가 17퍼센트, 각종 비타민과 미네랄이 골고루 포함돼 있는 완전식품입니다. 이처럼 각종 영양소가 풍부한 콩을 물에 불리면 싹도 트고 동시에 독성도 사라지고 새로운 영양소와 식이섬유가 추가됩니다.

세계적인 장수촌으로 알려진 일본의 오키나와에서는 주목할 만한 변화가 나타나고 있습니다. 현재에도 미군이 주둔해 있어 햄버거, 햄, 소시지를 비롯한 각종 육류와 가공식품이 유입돼 젊은이들의 식생활이 현대식으로 바뀌면서 자녀가 부모보다 먼저 사망하는 사례가 늘고 있는 것입니다.

동물성 식품 위주의 식생활이 수명을 단축시키는 사례는 북극지방의 '에스키모'를 들 수 있습니다. 2009년 세계보건기구WHO의 발표에 따르면, 에스키모의 평균 수명은 40세 이하입니다. 이들은 2019년 기준 우리나라의 평균 수명 84세에 비하면 절반도 되지 않는 짧은 인생을 살다가 사망합니다. 그들의 수명이 매우 짧은 이유는 생활 환경이 채소와 과일을 재배할 수 없는 북극 지방이기 때문입니다. 환경이 이렇다 보니 물고기, 바다표범, 고래, 곰, 순록, 여우 등 육식 위주의 식생활을 할 수밖에 없는 것입니다.

또 다른 사례로는 러시아 남쪽에 위치한 카자흐스탄의 '카자흐족'

을 들 수 있습니다. 카자흐족 남성의 평균 수명은 59세로, 이들은 '채소는 양이 먹는 음식이지 사람이 먹는 음식이 아니다'라는 개념이 강하기 때문에 주로 양고기, 양젖, 양젖으로 만든 버터와 치즈, 양의 기름으로 구운 보리빵을 먹습니다.

수명이 매우 짧은 두 민족의 공통점은 비타민, 미네랄, 항산화물질, 섬유질이 풍부한 과일과 채소를 섭취하지 않는 고기 위주의 식생활로 10대 시절부터 소화기 계통의 질환을 앓다가 일찍 사망하는 경우가 많다는 것입니다. 한 나라의 미래를 책임지며 중추적인 역할을 해야 할 젊은이들의 때 이른 죽음은 인체가 식물성 식품 위주의 식생활을 하도록 설계돼 있는데도 동물성 위주의 식생활을 한데서 비롯된 것으로 생각됩니다.

혈액뇌장벽 파괴

뇌는 잠시도 쉬지 않고 신체의 각 기관과 조직에서 보낸 정보를 종합해서 분석하고 판단해 명령을 내리는 매우 중요한 기관이므로 두발, 두피, 두개골 등으로 6~7겹 둘러싸 보호하고 있습니다. 이러한 보호 장치만으로도 부족해 추가로 5개소의 검문소를 설치해 뇌로 공급되는 모든 영양소를 체크하는 혈액뇌장벽_{혈액뇌관문}, 글리아세포가 있습니다.

혈액뇌장벽은 뇌로 공급되는 모든 영양소를 체크하는 마지막 검문소 역할을 하는 곳입니다. 뇌에 필요한 영양소만이 촘촘한 검문소를 통과해 뇌신경 세포로 공급돼야 하는데, 만약 검문소가 파괴되면 뇌로 들어가서는 안 되는 이물질이 들어가게 됩니다.

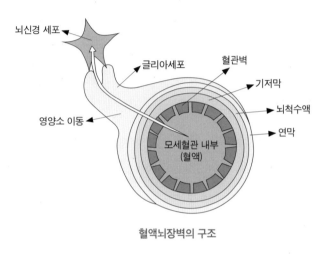

혈액뇌장벽의 구조

동물성 단백질인 고기는 식물성 단백질과 달리, 암모니아를 많이 발생시키는 단점이 있습니다. 식물성 단백질은 섬유질이 많아 과잉의 암모니아를 흡수·배출할 수 있지만, 고기에는 섬유질이 전혀 없기 때문에 과잉의 암모니아를 흡수·배출할 수 없으므로 혈액으로 흡수됩니다. 혈액에 평소보다 2~3배의 암모니아가 존재하면, 검문소 역할을 하는 혈액뇌장벽이 파괴돼 불필요한 이물질까지 자유자재로 통과하고, 이것이 뇌에 차곡차곡 쌓여 치매를 일으킵니다.

암모니아가 얼마나 지독한 물질인지는 방귀를 뀔 때 나오는 암모니아 냄새로 알 수 있습니다. 평소 고기만 좋아하고 채소를 충분히 섭취하지 않으면 변비로 인해 제대로 배출되지 못한 암모니아와 유해 성분까지 혈액으로 흡수돼 뇌로 직행하기 때문에 뇌신경 세포가 빠른 속도로 파괴될 수밖에 없습니다.

골다공증 발생

채소나 과일 대신 고기를 좋아하는 사람에게 나타나는 또다른 공통점은 골다공증이 많이 발생한다는 것입니다. 동물성 식품 위주의 식생활을 하면 골다공증이 발생하는 이유를 쉽게 설명하면 다음과 같습니다.

질병에 대한 두려움 없이 건강하게 살기 위해서는 몸에 해를 끼치는 '산성 식품'과 유익한 역할을 하는 '알칼리성 식품'에 대한 지식이 필요합니다. 인체의 체액혈액, 뇌척수액, 간질액은 약한 알칼리성수소이온 농도 7.4이므로 산성 식품만 계속 섭취하면 매우 짧은 기간에 산성 쪽으로 기울어 신체 곳곳이 녹슬어 망가집니다. 이는 마치 알칼리성 계통의 달걀껍질을 산성 식품인 식초에 오래 담가 두면 모두 녹아 버리는 이치와 같습니다.

고기를 비롯해 우유, 버터, 치즈를 포함한 모든 동물성 식품은 산성 식품이므로 이러한 식품만 과잉 섭취하면 우리 신체에 비상

사태가 발생합니다. 약한 알칼리성 체질인 인체는 산성 식품을 적군으로 여겨 모든 수단을 동원해 방어하려고 합니다. 이때 가장 많이 소모되는 것은 몸속에 저장된 알칼리성의 칼슘, 마그네슘을 비롯한 각종 미네랄입니다.

이러한 이치를 모르고 고기만 많이 먹는 사람에게 눈에 띄게 나타나는 공통점은 젊은 나이에 자주 잇몸 질환을 앓다가 나이가 들면서 치아에 문제가 발생해 틀니나 임플란트에 많은 비용을 들이거나 골다공증으로 살짝 넘어지기만 해도 골절된다는 것입니다. 골다공증인 노인이 부주의로 넘어지거나 고관절을 다쳐 제대로 걷지 못하고 침대 생활을 하면 대부분 1~2년 사이에 사망한다는 통계가 있습니다.

동맥경화와 결석 발생

혈관이 좁아지는 동맥경화와 각종 결석이 발생하는 데는 스트레스도 한몫한다고 알려져 있지만, 동물성 식품을 과다 섭취하면 젊은 나이에도 쉽게 발생합니다.

단백질이 풍부해 근육질 체격을 만드는 데 도움이 된다고 해서 인기가 많은 닭가슴살에는 알칼리성의 '칼슘'과 산성의 '인'이 1:73의 비율로 포함돼 있습니다. 혈액으로 흡수된 73개의 '인'을 칼슘과 1:1로 유지하기 위해서는 73개의 칼슘이 필요한데, 이는 엄청나게 부족한 칼슘을 어딘가에서 끌어와 짝을 이뤄야 해결됩니다. 칼슘이 가장 많이 저장된 곳은 당연히 뼈와 입안의 치아이므로 이곳의 칼슘을 빼내 혈액의 칼슘과 인의 비율을 1:1이 되게 조절합니다. 이 때문에 다량의 칼슘이 빠져나간 뼈는 자연히 골다공증으로 진행됩니다.

우리가 음식으로 섭취한 칼슘은 뼈에 저장되기도 하고 빠져나오기도 하지만, 일단 뼈에서 빠져나온 칼슘은 원래의 위치로 되돌아가지 않는 특성이 있습니다. 필요량보다 더 많은 양이 빠져나온 여분의 칼슘은 뼛속으로 되돌아가지 못해 혈액과 함께 떠돌아다닙니다. 그 결과, 혈관에 침착하면 동맥경화, 노폐물과 결합해 뭉쳐지면 담석, 신장결석, 신우결석, 요관결석요로결석, 방광결석 등을 일으킵니다.

위와 같은 사실에도 불구하고 고기를 반드시 먹어야 건강이 유지된다고 생각한다면 인터넷 검색창에 '고기 끊은 지 2주, 혼자 못 걷던 그녀에게 생긴 놀라운 변화' 또는 '몸을 죽이는 자본의 밥상'을 입력해 뉴스와 동영상을 확인해 보시기 바랍니다.

9.
담배, 뇌에 염증을 일으키는 원흉

인도와 중국 사이 히말라야 산맥 남쪽에 자리잡고 있는 '부탄 왕국' 은 2005년 "담배는 인체에 매우 해롭다. 따라서 국내에서는 모든 담배 제품의 판매를 금지한다. 이러한 조치는 부탄을 흡연자가 없 는 나라로 만들기 위해서이다. 외국인이라도 공공장소에서의 흡연 을 금지한다"라고 발표했습니다. 한 국가가 모든 국민에게 담배를 피우지 못하게 조치를 취한 나라는 부탄이 세계 최초입니다. 왜 담 배가 국가 차원에서 금지할 정도로 나쁜 것인지, 뇌 건강에 어떤 영 향을 미치는지 아는 것은 매우 중요합니다.

세계보건기구는 "오늘날 전 세계에서 1년에 담배로 사망하는 사 람이 600만 명 정도이고, 간접흡연으로 사망하는 사람도 60만 명 에 달한다"라고 밝혔습니다. 또한 미국의 국립약물남용연구소는 "미국의 사망자 5명 중 1명이 담배와 관련된 원인으로 사망한다.

술, 불법 약물 사용, 살인, 자살, 교통사고, 에이즈를 모두 합한 것보다 더 많은 사람이 담배로 사망한다"라고 밝혔습니다.

이와 같이 수많은 사람의 목숨을 앗아가고, 한 번 중독되면 좀처럼 헤어나지 못하는 담배에는 어떤 물질이 포함돼 있는 걸까요? 미국의 소아외과 의사이자 공중위생국 장관인 찰스 E. 쿠프 박사는 「Reducing the Health Consequences of Smoking」에서 담배를 다음과 같이 설명하고 있습니다.

> "불붙은 담배는 실제로 약 4,000가지의 화학 물질을 뿜어내는 공장이다. 유독 물질 중 43가지 화학 물질이 발암 물질로 확인됐다. 이러한 화학 물질의 일부는 끈적끈적한 타르 형태로 돼 있어서 폐와 폐로 들어가는 기도에 들러붙는데, 이것이 나중에 폐암을 초래할 수 있다. 또한 흡연은 방광암, 췌장암 및 신장암의 원인이 되며, 위암과도 관련이 있는 것으로 생각된다."

살충제 원료로 쓰이는 담배의 '니코틴'은 뇌신경 세포로 들어가는 모든 물질을 체크하는 검문소 역할을 하는 글리아세포를 자유롭게 통과해 뇌로 직접 들어갑니다. 삼엄한 경비초소인 검문소를 자유롭게 통과하는 짜릿한 맛에 길들여져 있는 것입니다. 미국심장협회에서는 "담배 니코틴 중독은 역사상 가장 끊기 힘든 중독성 물질

_____ 치매 예방과 치유, 물이 최고의 약

중의 하나다"라고 발표하기도 했습니다.

담배 연기에는 니코틴 외에도 암을 일으키는 화학 물질인 시안화물, 벤젠, 메탄올, 아세틸렌토치램프에 사용되는 연료, 산화질소, 일산화탄소 등이 다량 포함돼 있습니다.

이러한 독소 때문에 인체에서 가장 쉽게 염증이 발생할 수 있는 곳은 '뇌'입니다. 뇌에 염증이 발생하면 뇌에 쌓인 쓰레기가 배출되지 않고, 뇌신경 세포에 영양소가 제대로 공급되지 못해 뇌세포가 굶주림에 허덕이다 죽게 돼 결국 알츠하이머 치매가 진행됩니다. 흡연자가 비흡연자보다 치매에 걸릴 확률이 1.6배 높은 이유는 바로 이 때문입니다.

치매를 유발하는 가장 큰 요인이 '신체 물
부족'이라는 연구 결과들이 발표되고 있습
니다. 하지만 안타깝게도 노인이 되면 센서
에 장애가 발생해 갈증 신호를 제대로 전달
하지 못해 신체에 물이 부족해도 갈증을 잘
느끼지 못합니다. 신체, 특히 뇌에 물이 부
족하면 상황은 더욱 심각해집니다.

3부

체내 물 부족,
치매의 가장
큰 원인

1.
여성, 상대적으로
물 보유량이 적음

제가 이 책을 집필하면서 가장 가슴 아프게 느낀 점은 "왜 여성에게 치매가 더 많이 발생하는 것일까?"였습니다. 여성의 평균 수명이 긴 것도 1가지 요인이 될 수 있지만, 결정적인 요인은 신체의 '물 보유량'이라고 생각합니다. 생리학적으로 남녀의 신체 구성 요소와 물 보유량은 상당히 차이가 납니다.

◀ 성인 남녀의 신체 차이 ▶

구성 요소	남성	여성
뇌의 무게	1,350~1,400그램	1,200~1,250그램
심장의 무게	316그램	275그램
혈액량	5.7리터	3.3리터
폐활량(25세 기준)	6.4리터	4.2리터
분당 호흡수(휴식 중)	14~18회	20~22회

구성 비율	남성	여성
물(보유량)	60퍼센트	50퍼센트
근육	40~42퍼센트	35~36퍼센트
지방	10~18퍼센트	18~30퍼센트
뼈	18퍼센트	18퍼센트

94퍼센트가 물로 구성돼 있는 혈액량은 남성이 평균 5.7리터, 여성이 3.3리터로, 여성의 혈액량이 훨씬 적다는 것을 알 수 있습니다. 인체에서 물이 차지하는 평균 비율은 성인 남성이 60퍼센트, 여성이 50퍼센트 정도입니다. 남성은 근육량이 많아 물 저장 능력이 큰 반면, 여성은 남성보다 근육량이 적고 지방이 많은 비중을 차지하기 때문에 물 보유량도 그만큼 적어질 수밖에 없습니다. 지방이 차지하는 비율은 남성이 10~18퍼센트, 여성이 18~30퍼센트로, 여성이 훨씬 더 많은 비중을 차지하고 있기 때문에 그만큼 물 보유량이 적습니다.

인체의 각종 조직과 정보를 교환하며 관리하는 뇌는 85퍼센트가 물로 구성돼 있습니다. 즉, 뇌는 물 공급량에 따라 매우 민감하게 반응하는 조직이므로 신체의 물 보유량은 치매 발생과 밀접한 관련이 있습니다. 저수지에 물이 풍부하면 가뭄 걱정 없이 농사를 지을 수 있지만, 물이 적으면 가뭄이 들 때 제대로 물을 공급할 수 없어 논밭의 농작물이 정상적으로 자랄 수 없는 것과 같은 이치입니다. 인체도 물 보유량의 많고 적음에 따라 뇌에 공급되는 양이 달라질 수밖에 없습니다. 따라서 물 보유량이 적은 여성에게 치매가 많이 발생한다는 것을 알 수 있습니다.

2.
물 부족 초기 증상

소변의 색

사람과 차량 통행이 많은 곳에 설치된 신호등이 초록색일 때는 계속 진행하고, 주황색이면 천천히 달리며 멈출 준비를 하다가 빨간색으로 바뀌면 아무리 급하더라도 정지해야 합니다. 인체도 물을 충분히 보유하고 있는지를 알려 주는 신호 체계가 있습니다. 바로 '소변의 색깔'입니다.

- 1단계: 투명한 무색
- 2단계: 연한 노란색
- 3단계: 진한 노란색
- 4단계: 주황색

치매 예방과 치유, 물이 최고의 약

- 5단계: 진한 주황색

- 6단계: 붉은색, 진한 갈색

인체에 물이 충분하면 1·2단계의 투명한 무색 혹은 연한 노란색의 소변이 배출됩니다. 이는 세포 내부 환경이 알칼리성 상태이므로 안심해도 된다는 신호입니다. 3·4단계의 진한 노란색이나 주황색은 주의를 기울이라는 신호이며, 5단계의 진한 주황색은 노폐물이 많이 쌓여 산성 환경으로 바뀌고 있다는 것을 알리는 신호입니다. 6단계의 붉은색, 진한 갈색의 소변이 지속될 때는 심각한 수준이므로 건강 검진을 해 보는 것이 좋습니다.

신호등이 주황색으로 바뀌었는데도 자동차가 속도를 줄이지 않고 계속 달리면 교통사고가 발생하듯이 소변 색깔이 진한 노란색인데도 주의를 기울이지 않고 물 마시기를 소홀히 하면 주황색, 붉은색으로 바뀌는 건 금방입니다. 소변 색깔이 진해진다는 것은 세포 내부에 신속하게 배출돼야 할 노폐물, 즉 쓰레기가 많이 쌓여 있다는 신호이자 환경이 산성 체제로 바뀌었다는 신호입니다.

신체의 체액은 항상 약한 알칼리성 상태_{수소이온농도 7.35~7.45}를 유지해야 합니다. 그러나 노폐물이 제대로 배출되지 않아 산성의 환경이 지속되면 DNA 구조가 변형·손상되는 매우 심각한 상태가 되므로 뇌는 신장에게 "현재 물 부족 사태가 심각해 비상사태를 선포하니 수분 배출을 최대한 줄이고 노폐물을 많이 배출시키라"는 명령을 내립니다. 이러한 명령을 받은 신장은 몸 밖으로 나가기 위해 방광까지 도달한 오줌 배출을 최소한으로 줄이고 다시 흡수합니다. 신속하게 배출돼야 할 독소와 노폐물이 포함된 수분이 재흡수돼 신장으로 되돌아오면 사구체絲球體가 너무 많은 부담을 안고 작동하게 돼결국 고장이 나고, 신장투석腎臟透析이라는 참으로 안타까운 상태로진행될 수밖에 없습니다.

2019년 기준 우리나라 신장투석 환자는 10만 명이 넘었고, 1년평균 1만 6,000여 명의 새로운 환자가 발생한다고 합니다. 신장투석은 하루 걸러 해야 하므로 1주일에 3일을 병원에서 보내게 됩니다. 신장의 건강을 해치는 요인으로는 고기 과다 섭취, 흡연, 과음, 과식, 청량음료, 단백질 보충제, 과격한 운동, 진통제, 마약, 위장약을 비롯한 각종 약물 복용 등이 있지만, 무엇보다 몸에 불필요한노폐물을 씻어내는 물이 절대적으로 부족하기 때문입니다.

숙취

인체의 모든 질환은 어느 날 갑자기 발생하는 것이 아닙니다. 인체는 질병이 본격적으로 발생하기 전에 미리 신호를 보내는데, 뇌에물이 부족하면 편두통, 불면증, 천식, 안구 건조증과 결막염, 입안이마르는 증상, 귀에서 소리가 나는 이명耳鳴 현상 등이 발생합니다. 특히 뇌는 물이 1퍼센트만 부족해도 재빨리 신호를 보냅니다. 이

_____ 치매 예방과 치유, 물이 최고의 약

신호를 무시하거나 약으로 해결하려고 하면 치매로 진행될 수 있습니다.

술을 지나치게 많이 마시면 누구나 이튿날 머리가 깨질 듯이 아픕니다. 이를 숙취宿醉라고 하는데, 그 원인은 술에 포함된 알코올에 있습니다. 알코올은 이뇨제 역할을 하므로 마신 양보다 더 많은 양의 물이 신체에서 빠져나가게 합니다.

예를 들어 맥주를 10잔 마시면 자주 화장실을 가는데, 이때 소변으로 배출되는 수분의 양은 11잔입니다. 10잔의 맥주를 마셨는데 11잔 이상의 수분이 빠져나간다는 것은 분명 손해입니다. 이렇게 손해를 보는 일을 평생 수없이 반복하면 뇌에 물이 부족해져 알츠하이머 치매로 진행될 수밖에 없습니다.

뇌는 몸 전체의 100조 개나 되는 세포와 정보를 주고받으며 신체를 관리하는 초고성능 컴퓨터입니다. 이 컴퓨터는 항상 물이 풍부할 때만 제대로 작동하고, 부족하면 오작동하는 성질이 있으므로 뇌에 물이 부족하다는 신호가 나타나기 전에 평소 의식적으로 충분한 양의 물을 마시는 습관이 몸에 배어 있어야 뇌가 쪼그라드는 알츠하이머 치매를 예방할 수 있습니다.

부종

건강 검진 결과, 별다른 이상이 없는데도 "아침에 일어나니 눈덩이가 붓고 얼굴이 푸석푸석하며 손가락이 뻣뻣해 잘 구부러지지 않는다", "퇴근할 때 발이 부어 신발을 제대로 신을 수 없다", "종아리를 손가락으로 누르면 쑥쑥 들어간다"라고 호소하는 사람이 있습니다. 이러한 증상은 주로 음식을 싱겁게 먹는 여성에게 많이 발생하지만 요즘은 남성에게도 나타나는데, 근본적인 원인은 물과 소금 부족입니다.

신체의 각 조직은 물 공급이 부족하면 탈수에 대비해 본능적으로 물이 외부로 유출되지 않게 가둬 두는데, 이때 발생하는 증상이 몸이 붓는 것입니다. 식량이 원활하게 공급되지 않을 것 같아서 미리 사재기를 하는 것과 같은 이치입니다.

현대 의학에서는 "몸이 붓는 현상은 몸에 물이 너무 많은 탓에 발생한다"라고 하면서 소변 배출이 잘 되도록 이뇨제를 처방합니다. 소변도 몸에 물이 충분해야 잘 배출되는데, 물이 부족한 상태에서 이뇨제를 이용해 소변을 배출하면, 빨래의 물기를 없애기 위해 쥐어짜듯 신장의 사구체 모세혈관에 많은 부담을 주게 되고, 결국 단백뇨 배출과 신장투석으로 진행되기 쉽습니다. 단백뇨 배출이 많은 사람의 공통점은 평소 물을 마시지 않는다는 것입니다.

의학박사 F. 뱃맨겔리지는 "갑자기 많은 물을 마시면 신체에 과중한 부담을 주므로 소변이 물 섭취량과 같은 비율로 배출될 때까지 서서히 시간을 두고 물 섭취량을 늘려야 한다"라고 조언하면서 '물은 현존하는 최고의 천연 이뇨제'라는 사실을 강조했습니다. 또한 "충분한 양의 물을 마셔서 투명한 소변이 배출되기 시작하면 몸에 저장해 뒀던 많은 염분이 함께 빠져나가며 부종도 해결된다. 물을 많이 마시는데도 부종이 해결되지 않으면 2~3일 동안 음식을 싱겁게 먹고 일단 부종이 해결되면 다시 음식을 짜게 먹어라"라고 권했습니다.

아침에 일어나기 힘듦

시간상으로는 잠을 충분히 잤는데도 아침에 일어나기 힘든 이유는 전날의 과도한 스트레스, 과로, 과음, 과식, 생리통, 임신, 기타 질환 때문이기도 하지만, 다음과 같은 상황이라면 물과 소금 부족을 의심해야 합니다.

- 종종 수면제를 먹어야 잠을 잔다.
- 휴일에는 점심 때가 돼야 일어난다.
- 좀처럼 잠이 오질 않아 새벽까지 활동한다.
- 알람에 맞춰 눈을 떴다가 다시 잠을 잔다.
- 늦잠을 자서 자주 학교나 직장에 지각한다.
- 알람만으로는 부족해 가족이 흔들어 깨워야 일어난다.
- 삶에 의욕이 없어지고, 모든 것이 귀찮아 일어나기 싫다.

시간상으로는 충분히 잠을 잤는데도 이불 속에서 몸만 뒤척일 뿐 일어나지 못하는 이유는 신체에 물이 부족하기 때문입니다. 물과 소금을 적절히 섭취하면 이러한 현상이 저절로 없어집니다.

만성 변비

엄마의 젖을 빠는 갓난아이는 노폐물을 배출하는 능력이 뛰어나 대변을 적어도 하루에 3회 이상, 젖을 뗀 유아는 평균 이틀에 3회 정도, 초등학생이 되면서부터는 하루에 1회 정도 봅니다. 이처럼 성장하면서 대변 배출이 점차로 줄어들기 마련이지만, 정기적으로 하루에 1회 배출하는 것이 정상입니다.

인체는 몸에 필요한 영양소를 섭취하고 찌꺼기는 대변으로 배출하는데, 성인이 되면 섭취한 음식이 소화되고 대변으로 나오기까지 사람에 따라 24~48시간 정도 걸립니다. 하지만 노인이 될수록 섭취하는 음식과 주변 환경에 따라 스트레스를 받으면 배출 능력이 점차 퇴화돼 2~3일에 1회, 심하면 5~7일에 한 번 배출합니다.

변비는 주로 여성에게 많이 발생하는 것으로 알려져 있지만, 대부분의 치매 환자가 공통적으로 갖고 있는 증상입니다. 변비가 심한 치매 환자는 배변하는 날이 되면 아침부터 흥분해 화를 내며 때로는 폭력을 휘두르기도 하므로 노인의 변비는 치매 예방과 치유에 가장 먼저 신경 써야 할 문제입니다.

노인이 되면 소장과 대장에 이상 징후가 없어도 기능 자체가 약해져 변비가 발생하기 쉬워집니다. 노인에게 발생하는 변비에는 직장성直腸性 변비와 이완성弛緩性 변비가 있습니다.

대변 배출은 항문 바로 위쪽에 있는 직장의 센서가 뇌에게 "직장에 변이 쌓여 배설할 때가 됐다"라고 알리고, 뇌는 항문에게 "빨리 문을 열어라!"라는 명령을 내리면서 이뤄집니다. 기능이 약해진 직장의 센서가 둔감해지면 대변이 직장까지 내려왔는데도 정보를 뇌로 전달하지 못하게 됩니다. 이와 같은 직장성 변비는 주로 변비가 발생할 때마다 변비약에 의존한 탓에 센서의 감각이 둔해져 발생하므로 변비 때마다 약물에 의존하는 습관이 있다면 식생활을 변경하고 걷기 운동을 꾸준히 하는 것이 좋습니다.

이완성 변비는 장이 음식물 찌꺼기를 항문 쪽으로 밀어내는 '꿈틀 운동'의 기능이 약해지기 때문에 발생합니다. 나이가 들면 몸의 움직임이 굼뜨고 장의 활동도 느슨해져 꿈틀 운동이 약해지므로 대변을 배출하는 시간이 오래 걸리게 됩니다. 엎친 데 덮친 격으로 신체에 물 부족 사태가 발생하면 대변에 포함된 수분마저 모두 흡수돼 변이 굳어지고, 심하면 도구를 사용해 빼내기까지 합니다.

변비가 심한 사람이 방귀를 뀌면 주변 사람이 모두 코를 움켜쥐고 도망갈 정도로 냄새가 납니다. 이는 신속하게 배출돼야 할 대변이 매일 배출되지 않고 장에 쌓여 변에서 발생한 암모니아를 비롯한 각종 냄새와 유해 성분이 몸으로 흡수되고 있다는 것을 알리는 신호입니다. 주방 싱크대의 배출구가 음식물 찌꺼기로 막혔을 때 설거지를 하면 물이 넘쳐 주방 전체의 바닥이 오물로 흥건해지고, 시간이 지날수록 곰팡이가 생기며 악취를 풍기는 것과 같은 이치입니다.

변비를 해결하지 않고 방치하면 만성변비로 진행되면서 대장에서 게실憩室이나 용종이 발생하고, 항문에서는 치핵痔核이 자리잡고 커지기 시작해 대변을 볼 때마다 찢어져 피가 나오기도 합니다. 이러한 상태가 돼도 변비를 해결하지 않으면 자연히 대장암이나 직장암으로 진행됩니다.

치매 예방과 치유를 위해서는 화장실에서 3~5분 이내에 볼일을 마치는 것이 가장 이상적인데, 8분 이상 걸린다면 물 마시기, 식생활, 생활 습관을 과감하게 바꿔야 합니다. 노인의 변비를 해소하기 위해서는 카페인 음료커피, 녹차, 홍차, 콜라, 주스, 사이다와 같은 청량음료 섭취를 중단하고, 물 마시기를 즐기고, 걷기 운동을 꾸준히 하고, 매일 식이섬유가 많은 채소와 과일을 많이 섭취해야 합니다.

천식과 마른기침

기침은 환경에 따라 누구나 흔히 경험하는 가벼운 증상일 수 있지만, '천식'과 '마른기침'의 원인은 대부분 물과 소금 부족 때문입니다. 평생 약을 먹어야 하는 것으로 알려져 있는 노인의 천식과 마른기침을 이해하기 위해서는 약간의 지식이 필요합니다.

겨울철 추운 장소에서 숨을 내쉴 때 입김이 하얗게 보이는 이유는 숨을 내쉴 때마다 수분이 함께 빠져나가기 때문입니다. 폐와 기관지는 잠시도 쉬지 않고 신선한 공기를 들이쉬고, 노폐물의 일종인 이산화탄소를 수분과 함께 내뱉는 조직이므로 물이 조금이라도 부족하면 매우 민감하게 반응합니다.

폐와 기관지에 뚜렷한 증상이 없는데도 천식과 마른기침이 끊이지 않는 이유는 물 부족으로 히스타민이 과잉 분비돼 기관지가 경련을 일으키면서 수축되기 때문인데, 현대 의학은 천식과 마른기침을 항히스타민제 또는 기관지 확장제와 같은 약으로 해결하려고 합니다. 노인에게 발생한 천식은 물 부족 때문에 발생한 것이므로 물과 소금만 제대로 섭취하면 이러한 증상은 자연스럽게 없어집니다.

천식으로 고생하는 80대 노인에게 "천식에는 충분한 양의 물과 적당량의 소금을 섭취하면 좋아진다"라는 정보를 알려드렸더니 "현대 의학으로 생산한 약으로도 치유되지 않는 천식이 어떻게 물과 소금으로 치유될 수 있느냐?"라고 강하게 반발했습니다. 차분하게 이치를 설명하자 못 이기는 척하며 식물성 식품 위주로 식생활을 바꾸고 실행한 결과, 지금은 매우 열정적으로 천식 환자에게 물과 소금의 가치를 알리고 있습니다.

아토피성 피부염

현대 의학은 아토피성 피부염의 정확한 원인은 알 수 없다고 합니다. 하지만 영양을 흡수하는 소장에 염증이 발생해 이곳으로 불필요한 이물질이 흡수됐거나 피부 세포에 쌓인 노폐물, 즉 쓰레기가 제대로 배출되지 못한 것이 큰 원인으로 최근 밝혀졌습니다. 이 모든 증상의 원인은 물 부족인데도 '스테로이드제'라는 약물에만 의존하기 때문에 좀처럼 치유되지 않는 것입니다.

제가 "물 부족 때문에 장에 염증이 생기고 구멍이 뚫린다"라고 하면 대부분의 사람은 고개를 갸우뚱합니다. 영양소를 흡수하는 장에는 인체에 이로운 역할의 유익균과 해를 끼치는 유해균이 함께 살고 있어 장은 항상 위험에 노출돼 있습니다. 이러한 환경의 장을 보호하기 위해 장벽腸壁에는 방탄복 역할을 하는 '무틴'이라는 물질로 뒤덮여 있습니다. 무틴을 이루는 성분도 대부분 물이므로 물이 부족하면 형성되지 않습니다. 무틴 부족으로 소장에 상처가 나서 염증이 생기면 세포끼리의 맞물림이 약해져 구멍이 뚫리게 됩니다. 가방의 지퍼가 고장 나면 맞물리지 않고 벌어지는 것과 같은 이치입니다. 즉, 소장에 발생한 상처와 염증으로 영양소를 흡수하는 세포와 세포 사이의 간극이 벌어져 틈새가 생기는 것입니다. 이 틈새 사이로 몸에 불필요한 여러 가지 이물질이 흡수돼 물 부족으로 미처 배출되지 못한 노폐물과 함께 문제를 일으킨 결과, 아토피성 피부염이 나타나는 것입니다.

진물이 날 정도로 지긋지긋한 아토피성 피부염은 직접 겪어본 사람이나 가족 외에는 그 고통을 이해하지 못합니다. 어릴 때부터 심했던 아토피성 피부 질환으로 결혼은 생각조차 할 수 없었던 사람이 식물성 식품 위주로 식생활을 바꾸고 양질의 물과 소금을 꾸준히 섭취해 아토피성 피부염을 치료하고 마음 편하게 결혼하는 모습을 본 적이 있습니다.

안구 건조증과 결막염

'몸이 천 냥이면 눈은 구백 냥'이라는 이라는 속담처럼 눈은 우리 몸에서 가장 중요한 기관 중 하나입니다. 인체에 물이 부족하면 이처럼 소중한 눈에도 안구 건조증, 결막염, 백내장, 녹내장이 발생합니다.

'안구 건조증'은 눈물 부족, 수분의 지나친 증발, 눈물 구성 성분의 불균형으로 안구眼球 표면이 손상돼 눈이 시리며 자극적인 증상을 느끼는 질환입니다. 이를 해결하기 위해 눈물과 비슷한 성분의 인공눈물을 넣기도 하고, 심지어 레이저 치료를 받기도 합니다.

인공눈물을 자주 넣는 사람에게 눈물의 성분인 물을 충분히 마시면 해결될 문제인데, 굳이 인공눈물을 넣어야 하는지 물었더니, 뒤통수를 한 대 얻어맞은 듯이 멍하니 있다가 "아, 생각해 보니 눈물도 물이군요"라고 대답했습니다. 내친김에 하루에 생수는 얼마나 마시는지 물었더니 "최근 생수를 마셔 본 적은 거의 없고요. 뭔가 마시고 싶을 때는 커피나 청량음료를 마셔요"라고 말했습니다. 커피나 청량음료는 마신 양보다 더 많은 양의 물이 몸에서 빠져나가도록 이뇨제 역할을 한다는 것을 모르고 있었던 것입니다.

젊은 사람이 눈물 부족으로 인공눈물을 넣을 정도로 안구 건조증이 심하면, 이는 신체상의 물 부족이 상당히 심각한 수준이라는 것을 알려 주는 일종의 신호인데, 물 부족을 인공눈물이나 레이저 광선으로 치료하는 것은 안타까운 일입니다.

노인이 되면 '눈의 감기'라 불리는 '안구 결막염'이 자주 발생하는데, 이는 주로 눈물이 부족해진 오후에 증상이 나타납니다. 토끼눈처럼 빨개지는 안구 결막염은 세균이나 바이러스가 원인이기도 하지만, 습기가 부족한 봄, 가을, 겨울에 자주 발생합니다.

봄철에는 꽃가루나 황사, 겨울철에는 미세먼지가 눈에 들어와 발생합니다. 이때 눈물이 제대로 분비되면 이물질이 저절로 씻겨 내려가지만, 눈에 물이 부족하면 이를 보충하기 위해 모세혈관이 확장돼 결막에 혈액이 증가하므로 눈이 토끼눈처럼 빨개집니다. 이러한 현상은 노인이 될수록 자주 발생하는데, 바이러스성 안구 결막염이 아닐 때는 물을 많이 마시고 하룻밤 푹 자고나면 대부분 사라집니다. 대부분의 노인에게 나타나는 백내장 역시 눈의 노폐물을 씻어내는 눈물이 부족해 발생하는 질환이므로 나이가 들수록 충분한 양의 물을 마셔야 예방할 수 있습니다.

구강 건조증

인체가 하루에 '침'으로 분비하는 액체는 1.5리터로, 생각보다 훨씬 많은 양의 수분이 분비되고 있습니다. 침이 적어 항상 입안이 마르는 '구강 건조증'을 호소하는 사람은 몸에 물이 부족하다는 증거입니다.

99.5퍼센트가 물인 침이 적게 분비되면 염분이 적은 음식을 먹어도 항상 짜게 느껴지므로 더욱 싱겁게 먹게 됩니다. 음식을 싱겁게 먹으면 물이 먹히지 않으므로 자연히 물 섭취를 등한시하는 악순환이 반복돼 입안이 마르는 구강 건조증이 발생합니다. 입이 건조해 침이 제대로 분비되지 않는다는 이유로 당뇨를 일으키는 사탕을 입에 물고 사는 사람도 많습니다.

실상이 이러한데도 구강 건조증의 원인을 호르몬 불균형이나 구강 청결제 때문이라 생각하고 엉뚱한 곳에서 원인을 찾으면 해결책이 보이질 않습니다. 구강 건조증을 해결하기 위해서는 자신의 하루 물 섭취량을 체크해 보고, 물 대신 청량음료, 주스, 카페인이 포함된 커피, 과자, 아이스크림 등을 즐겨 먹고 있지 않은지 자문해 봐야 합니다.

피부경화증

신체에 물이 부족하면 피부가 촉촉하지 않고 건조해져 수분이 없는 건포도처럼 주름이 많아지고 메마르게 돼 하얀 각질이 생깁니다. 또한 혈액량이 줄어들고, 모세혈관이 폐쇄됩니다. 이로 인해 혈액 순환이 제대로 되지 않는 피부 세포는 영양 공급을 받지 못해 건강한 혈색을 잃고 잿빛을 띠게 되며, '피부경화증'이 발생하기도 합니다. 피부경화증은 손, 얼굴, 가슴, 배 등의 피부 일부분이 두꺼워졌다가 얇아지거나 쪼그라들어 악어가죽처럼 비늘 모양이 생기는 증상으로, 여성이 남성보다 3배 정도 발생률이 높습니다.

초기에는 보통 손, 발, 얼굴에 생기지만, 손가락, 발가락을 포함한 손발 전체가 부어오르면서 붉은색을 띠다가 서서히 피부가 두꺼워지는데, 수년이 지나면 두꺼워졌던 피부는 얇아지고 피부가 쪼그라듭니다. 더욱 심해지면 손과 발을 구부리거나 펴지 못할 정도로 굳고, 끝부분에 궤양이 생기며, 피부가 검게 변하기도 합니다.

사람에 따라 얼굴이나 앞가슴에 모세혈관이 확장돼 붉은 반점이 나타날 수도 있고, 눈, 코, 입 등의 모양이 손상되기도 하며, 입 주변에 세로 주름이 나타나 입을 크게 벌리는 것이 힘들어지기도 합니다. 피부 증상이 빠르게 진행되는 사람은 내장 기관, 즉 신장, 심장, 폐에도 섬유화가 발생할 수 있습니다.

현대 의학에서는 원인을 알 수 없다는 이유로 '자가면역질환'으로 분류하지만, 물로 수많은 사람의 질병을 치료한 뱃맨겔리지 박사는 『Water: For Health, For Healing, For Life』에서 근본적인 원인은 물 부족으로 발생하며, 초기 단계의 젊은 여성에게 물을 충

_____ 치매 예방과 치유, 물이 최고의 약

분히 마시게 하자 피부가 정상으로 되돌아간 연구 결과를 발표했습니다.

앞서 말한 증상은 모두 물 부족으로 발생합니다. 하지만 이를 물 부족으로 인한 증상으로 인정하고 개선하지 않으면, 뇌에도 물 부족 현상이 나타나기 시작해 다양한 정신 질환이 발생하게 됩니다. 그중 하나가 뇌가 쪼그라드는 알츠하이머 치매라는 것을 다시 한 번 강조합니다.

요실금

치매 환자에게 가장 흔하게 나타나는 증상 중 하나가 '요실금'입니다. 요실금尿失禁은 글자 그대로 자신도 모르는 사이에 오줌尿이 흘러나오는 증상, 즉 소변을 보려고 하지 않았는데도 소변이 저절로 흘러나오는 상태를 말합니다. 자신의 의지와는 상관없이 갑자기 흘러나와 속옷을 적시기 때문에 매우 당황스럽고 곤란한 증상입니다. 요실금은 남녀 모두에게 나타나지만, 특히 갱년기가 지난 중년 이후의 여성, 신경성 질환 환자, 노인에게 많이 나타납니다.

현대 의학은 요실금을 치유하기 위해 '약물요법'과 '물 적게 마시기'를 권하고 있는데, 최근 여러 연구를 통해 요실금은 뇌에 물이 부족해 뇌 기능이 오작동을 일으킨 결과라는 것이 밝혀졌습니다.

일본 곡사이의료복지대학의 다케우치 다카히토 교수는 『치매는

뇌 질환이 아니다ボケは脳の病気ではない』에서 "요실금을 치유하기 위해 물을 적게 마실 것을 권하는 것은 크나큰 오해"라고 밝히고, 『간병기초학介護基礎学』에서 다음과 같은 사례를 발표했습니다.

"85세 A씨는 평소 자신의 아내를 '누나'라고 부르기도 하고, 낮에는 온화하던 사람이 밤이 되면 시끄럽게 떠들고, 환각 증상이 나타나면 "방안으로 물이 들어오고 있다, 손에 벌레가 잔뜩 있다"라고 말했고, 시간 개념이 없어져 옛날 일을 오늘 있었던 것처럼 이야기하기도 했다. 이러한 A씨에게 하루에 1.5리터 이상의 물을 마시게 하면서 운동과 산책을 꾸준히 하도록 도운 결과, 열흘 만에 숙면을 취했고, 환각 증상과 요실금이 동시에 사라졌으며, 혼자서 계단 오르내리기가 가능해졌다."

3.
물 부족이 정신 건강에 미치는 영향

신체에 가해지는 스트레스는 정신적인 압박감, 과로, 과음, 과식, 환경오염, 극심한 환경 변화, 10도 이상의 심한 일교차 등의 정말 다양한 이유로 발생할 수 있다고 알려져 있습니다. 하지만 물 부족으로 발생하는 신체적·정신적 스트레스에 관해서는 전혀 알려져 있지 않습니다.

저 역시 '21세기 최첨단 영양학'을 공부하기 전에는 몸 속 수분 부족이 가장 큰 스트레스 요인이라는 점을 인지하지 못했으며, 더욱이 물 부족과 치매와의 관련성도 전혀 생각하지 못했습니다.

물은 사람에 따라 신체의 약 50~60퍼센트를 차지하는 중요한 요소로, 물 부족이 두뇌에 어떤 영향을 미치는지를 제대로 알아야 건강한 정신을 유지할 수 있습니다. 물이 부족해 뇌에 나타나는 초기 증상은 다음과 같습니다.

두통·편두통

두통이나 편두통은 스트레스나 수면 부족뿐 아니라 머리에 물이 부족해 발생하는 대표 증상 중 하나입니다. 컴퓨터를 장시간 사용하면 열이 발생하듯이 인간의 뇌도 사용할수록 열이 발생해 쉽게 잠들지 못합니다. 태블릿이나 컴퓨터는 열을 식히기 위해 공기의 흐름이나 냉각팬을 활용하지만, 인간의 뇌는 체온을 조절하기 위해 혈액 순환과 뇌척수액을 활용합니다.

인간의 뇌는 체중의 2퍼센트에 불과하지만 심장에서 내뿜는 혈액의 20퍼센트를 공급받을 정도로 많은 양의 혈액이 순환하는 곳입니다. 또한 뇌 조직은 85퍼센트가 물이므로 1퍼센트만 부족해도 다른 곳의 물을 끌어와 보충하려는 특성이 있습니다.

따라서 뇌는 부족한 물을 가능하면 많이 끌어오기 위해 뇌로 통하는 혈관을 억지로 확장시켜 혈류량을 늘립니다. 혈관이 확장돼 혈류량이 증가하면 얼굴과 관자놀이 주변의 동맥혈관이 힘차게 박동하면서 실룩거리며 머리가 지끈거리는 두통이나 편두통이 시작됩니다. 이러한 증상이 나타나면 대부분 양손가락 끝으로 관자놀이 주변을 눌러 주거나 약국으로 달려갑니다. 진통제를 먹으면 증상이 일시적으로 호전될 수는 있지만, 보다 근본적인 해결 방법은 물을 충분히 섭취하는 것입니다.

두통이 발생할 때마다 상습적으로 복용하는 진통제는 위장 장애, 급성신부전증, 신증후군, 고혈압 등의 부작용이 있습니다. 또한 진통제는 고혈압 환자의 혈압 조절을 방해하기도 합니다. 더욱이 심부전증이나 간경화 환자에게 부종이 발생했을 때 이뇨제를 사용하면 부종을 조절할 수 없게 됩니다.

스트레스를 받아 관자놀이가 실룩거리는 두통이 발생하면 약국으로 달려가지 말고 가능하면 소금을 탄 물을 꾸준히 마실 것을 추천합니다.

만성 불면증

잠을 자야 할 시간이 지나 새벽 시간까지도 좀처럼 잠들지 못하는 수면 장애보다 더 큰 스트레스는 없을 것입니다. 불면증은 나이가 들수록 점점 심해져 심지어 새벽 3~4시까지도 잠이 오지 않아 집안을 배회하거나 잡념으로 시간을 보내는 경우가 허다한데, 제 주변에는 이런 분이 여럿 계십니다. 인생의 3분의 1을 잠 자도록 설계된 인체가 제대로 잠을 못 잔다는 것은 엄청난 스트레스입니다. 약으로도 해결되지 않는 지긋지긋한 불면증은 직접 겪어보지 않으면 그 고통을 이해할 수 없습니다.

우리의 몸은 땀 흘리며 일하다가 목 마르면 물을 마셔 노폐물을 배출하며 살아가도록 설계돼 있습니다. 그래서 농경 시대에는 낮에 열심히 농사일을 하고, 밤이 되면 누구나 깊은 잠을 잘 수 있었습니다. 하지만 첨단 과학이 발달한 오늘날에는 1년 내내 땀 한 방울 흘리지 않고도 살 수 있게 됐습니다. 신체 활동 부족과 스트레스로 인한 만성 불면증으로 국내에서 병원 진료를 받은 사람이 2015년 51만 3,000명에서 2019년 63만 5,000명으로 해마다 2만 명가량씩 늘어나고 있는 추세입니다.

뇌는 1초도 쉬지 않고 24시간 동안 작동하는 초고성능 컴퓨터입니다. 음식을 섭취해 에너지를 공급해야만 가동되는 생물학적 조직이므로 자연스럽게 쓰레기가 발생합니다. 뇌 속에 발생한 쓰레기는 숙면을 취하는 동안 깨끗이 제거돼야 이튿날 상쾌한 기분으로 하루 일과를 시작할 수 있는데, 불면증으로 쓰레기를 치울 수 없게 되면 치매가 발생할 위험성이 높아집니다.

불면증으로 고생하고 있다면 청량음료 대신 충분한 양의 물과 적당량의 소금을 섭취하라고 다시 한 번 권합니다. 이 작은 습관으로 평소 새벽 4시까지도 잠이 오지 않아 고생하던 노인을 비롯한 수많은 사람이 이제는 밤 10시만 되면 잠자리에 든다면서 기뻐하는 모습을 많이 봤습니다.

공연한 분노와 짜증

최근에는 자녀가 짜증을 잘 낸다면서 정신과 의사에게 데리고 가는 부모를 종종 볼 수 있습니다. 툭하면 짜증을 내는 어린이를 보면 대

치매 예방과 치유, 물이 최고의 약

부분 온종일 과자 등의 가공식품, 청량음료를 입에 달고 사는 경우가 많습니다. 이런 경우에는 자녀가 하루에 청량음료 대신 물을 몇 잔이나 마시고 있는지부터 점검해야 합니다. 짜증을 잘 내는 우리 아이에게 필요한 것은 병원이 아니라 부모의 정성이 담긴 집밥과 몸에 좋은 물입니다.

아무런 이유도 없이 짜증이 나는 데는 수면 부족 탓도 있지만, 뇌의 필수 영양소인 물이 제대로 공급되지 않기 때문입니다. 실제로 괜히 짜증이 난다면 2~3잔의 물을 마셔 보세요. 언제 그랬냐는 듯이 냉정을 되찾고 진정되는 것을 경험할 수 있습니다.

물은 목이 마를 때 목을 축이는 단순한 산소와 수소의 결합물이 아니라 우리의 뇌 건강을 지켜 주는 소중한 영양소입니다.

막연한 불안과 공포감

인간의 정신적인 문제는 대부분 물 부족으로 스트레스를 이겨내지 못해 발생하는 증상이라는 것은 '물 박사'로 알려진 뱃맨겔리지의 저서 『Your Body's Many Cries For WATER』에 자세히 설명돼 있습니다. 뇌는 물이 85퍼센트 차지하므로 1퍼센트만 부족해도 불안과 공포를 느끼고 주인에게 신호를 보냅니다. 이는 직장을 잃고 수입원이 없어지자 은행 잔고가 계속 줄어들면서 불안과 공포를 느끼는 사람과 같은 상황으로 이해할 수 있습니다.

뚜렷한 이유도 없이 불안과 공포를 느끼는 사람은 평소 커피, 사이다, 콜라, 주스, 녹차, 홍차와 같은 청량음료를 즐겨 마신 탓에 자신의 뇌에 물을 충분히 공급하고 있다고 생각하기 쉽습니다. 정신적인 문제의 발단은 식품 공장에서 제조한 가공음료와 이에 포함된 화학 물질로 발생한 증상이므로 청량음료 대신 충분한 양의 물을 마시면서 적당량의 소금만 섭취하면 간단히 해결됩니다. 인간의 뇌에 필요한 것은 순수한 물이지 가공음료가 아니라는 사실을 기억해 두시기 바랍니다.

나른함과 피로

최근 유행하기 시작한 하이브리드 자동차는 가솔린 엔진과 전기 모터로 얻는 2가지 에너지로 움직이는 교통 수단입니다. 인체도 하이브리드 자동차처럼 2가지 에너지로 움직이는 생물체라는 것이 최근 밝혀졌습니다. 인체에는 포도당으로 에너지를 생산하는 화력 발전과 물로 에너지를 얻는 수력 발전이라는 2가지 발전 시스템이 갖춰져 있는데도, 화력 발전 탄수화물으로 얻는 에너지만이 전부인 것처럼 인식된 탓에 수력 발전 시스템에 대해 알려진 것이 거의 없습니다.

컴퓨터는 성능이 높을수록, 다수의 컴퓨터가 동시에 작동할수록 많은 에너지가 필요하고, 컴퓨터에서 발생하는 열기를 식히는 냉각

장치가 필요합니다. 인간의 뇌는 1억 비트 이상의 초고성능 컴퓨터로 작동하는 조직이므로 화력 발전 에너지와 수력 발전 에너지가 동시에 공급돼야 제대로 작동합니다.

각종 정보를 전달하는 뇌신경 세포는 여러 가닥의 전깃줄이 한데 묶여 있는 물렁물렁한 케이블이므로 물이 부족하면 길이와 부피가 쪼그라드는 성질이 있습니다.[5] 물 부족으로 절연체가 벗겨진 전깃줄신경은 혼선을 일으키고, 짧아진 케이블은 이음매시냅스가 더욱 벌어져 뇌신경 세포끼리 주고받는 정보를 제대로 전달할 수 없습니다.

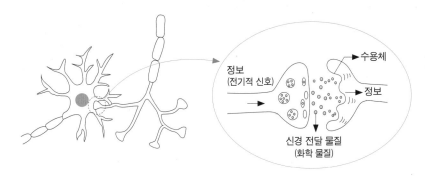

신경 세포 시냅스에서 주고받는 신호

물 대신 커피나 청량음료를 마시고 인체에 필요한 수분을 충분히 섭취했다고 생각한다면 만성피로증후군에서 벗어나기 힘듭니다. 아무런 이유도 없이 피곤할 때, 생수를 2~3잔 마시면 2시간 정도는

5 자세한 내용은 156쪽 '쇠약해지는 뇌신경 케이블' 참조

기운이 나서 활기차게 활동할 수 있다는 것을 직접 체험하기 전에는 물이 가장 중요한 에너지원이라는 것을 인식하지 못합니다.

정수기 물이 아닌 생수에는 생물이 살아가는 데 반드시 필요한 다량의 산소가 녹아 있는데, 이를 용존산소溶存酸素라고 합니다. 하지만 끓인 물에는 용존산소가 전혀 없기 때문에 '죽은 물', 즉 사수死水가 됩니다. 실제로 끓여서 식힌 물에 물고기를 넣어 두면 산소 부족으로 금세 죽는 것을 확인할 수 있습니다.

또한 음식을 통해 얻는 에너지는 '음식 섭취 → 소화 → 흡수 → 대사 → 에너지 생산'이라는 여러 과정을 거쳐야 하므로 오랜 시간이 걸리지만, 목으로 부드럽게 넘어가는 느낌의 맛있는 생수를 마시면 흡수되자마자 뇌로 가장 먼저 공급되므로 갑자기 머리가 맑아지고 기운이 나기 시작합니다. 나른하고 피곤할 때마다 2~3잔의 물을 마시면 백문이 불여일견이라는 것을 깨닫게 됩니다. 약간의 소금을 타서 마시면 더욱 좋지만, 환경이 허락하지 않으면 물만 마셔도 그 효과를 느낄 수 있습니다. 지금 당장 실천해 보시기 바랍니다.

괜한 우울감

때로는 특별한 이유도 없이 우울한 기분, 즉 우울감을 느낄 때가 있는데, '우울감'과 '우울증'은 전혀 다른 것입니다. 우울증은 지속적

_____ 치매 예방과 치유, 물이 최고의 약

으로 식사, 수면, 감정 등에 부정적인 영향을 미쳐 사회 생활을 하는 데 지장을 줄 뿐 아니라 심해지면 자살로 이어지는 심각한 질환인 반면, 우울감은 날씨, 환경 변화, 일과성 스트레스로 기분이 좋아졌다 나빠졌다 하는 현상으로 가끔 나타났다 사라지기도 합니다.

우울감은 햇볕과도 관련이 있어 장마철의 비오는 날이 오래 지속되거나 좋지 않은 소식이나 결과로 누구에게나 나타나는 일시적인 감정이라고 하지만, 최근 물 부족과도 밀접한 관련이 있다는 것이 밝혀졌습니다. 주스, 술, 카페인이 포함된 청량음료는 인체가 필요로 하는 알칼리성 물질이 아닌 산성 물질이기 때문에 뇌에서 발생한 쓰레기를 깨끗이 씻어내기는커녕 쓰레기 발생을 부추깁니다.

인체의 쓰레기인 산성 물질을 깨끗이 씻어내는 물이 부족하면 약한 알칼리성을 유지해야 하는 뇌세포 내부에 산성 계통의 쓰레기가 가득찹니다. 뇌는 원래 산성 환경을 아주 싫어하므로 어떻게 해서든 적합하지 않은 환경에서 벗어나려고 물을 달라는 신호를 보냅니다. 사무실이나 집안의 거실이 제대로 청소가 안 돼 조금만 지저분해도 기분이 좋지 않은데, 하물며 뇌 속에 쓰레기가 여기저기 쌓이게 되면 기분이 좋을 리가 없습니다.

우리는 날마다 좋지 않은 결과나 소식으로 가득찬 환경에서 스트레스를 받으며 살아가고 있습니다. 이러한 환경에서 우울감이 생기지 않게 하려면 목이 마르지 않더라도 의식적으로 하루에 9잔 이상의 물과 적당량의 소금을 꾸준히 섭취해야 합니다. 우울감이 들 때마다 생수를 2~3잔 단숨에 들이키면 언제 그랬냐는 듯이 갑자기 기분이 상쾌해진다는 것을 느낄 수 있습니다. 백문이 불여일견이므로 지금 당장 실천해 보실 것을 권합니다.

4.
노인, 갈증 센서의 고장

치매 환자와 대화할 때 "물을 하루에 어느 정도 마시나요?"라고 질문하면, 대부분 "특별히 신경 써서 마시지 않는다", "물 대신 커피, 녹차, 주스, 콜라, 우유 등을 마신다"라고 말합니다. 노인이 되면 갈증을 느끼는 센서가 제대로 작동하지 않기 때문에 사람에 따라서는 온종일 물을 마시지 않아도 갈증을 느끼지 못하는 경우도 있습니다.

사람은 대개 20세 정도까지는 신체가 끊임없이 성장하므로 수명이 다해 죽는 세포보다 신진대사에 따라 새로 생겨나는 세포 숫자가 더 많습니다. 따라서 새로 생겨나는 세포도 물이 충분해야 제대로 작동하기 때문에 자동적으로 갈증 감각이 발달해 자주 물을 마시려고 하는 것이 정상입니다.

하지만 20대 중반부터는 새로 생겨나는 세포보다 수명이 다 돼 죽는 세포가 더 많아지므로 물의 필요성이 10대 청소년 때보다 줄어들어 갈증 감각이 무뎌지기 시작합니다. 실제로 20대 청년과 70대 노인의 수분 보유량에는 많은 차이가 나는데, 20대의 세포 안팎의 물 함유량은 1.1:1이지만, 70대가 되면 0.8:1로 세포 내부의 수분이 30퍼센트가량 줄어듭니다. 신체의 물 보유량이 청년에 비해 30퍼센트나 적다는 것은 날씨가 가물 때 저수지의 물 보유량이 자연 증발로 30퍼센트나 줄어들면 농사를 짓는 데 많은 지장을 초래하는 것과 같은 이치입니다. '사람이 늙는다는 것'은 저수지 물이 줄어드는 것처럼 체내 수분 함유량이 줄어드는 것을 의미합니다.

하나의 생명체가 엄마의 자궁 속에서 수정될 때는 물이 99퍼센트를 차지하고, 신생아로 태어날 때는 80퍼센트, 성장이 멈추는 25세 전후가 되면 약 70퍼센트를 차지합니다. 노인이 되면 인체의 물 보유량이 45~50퍼센트 정도밖에 안 되고, 사망 시점에는 45퍼센트 이하에 이릅니다.

의학 잡지 「란셋The Lancet」은 "노인은 나이가 들면서 10년 동안의 수분 상실이 사람에 따라 3.5~6리터에 이른다"라고 발표했습니다. 이는 인체가 보유해야 할 물의 약 10~20퍼센트가 나이가 들면서 상실되는 것을 의미합니다. 이처럼 노인이 될수록 수분이 상실돼 주름살이 늘어나는데도 목마름을 알리는 센서가 제대로 작동하지 않기 때문에 하루종일 물을 마시지 않아도 갈증 감각이 없습니다.

사람은 나이가 들수록 모든 감각, 즉 미각, 시각, 청각, 후각, 촉

치매 예방과 치유, 물이 최고의 약

각, 주의력, 판단력, 결단력, 정서, 감정 등이 둔해지기 마련인데, 물 부족에 대한 감각이 가장 먼저 무뎌진다고 합니다. 나이에 따른 신체의 물 부족을 예방하기 위해서는 노인이든 아니든 목이 마르지 않아도 의식적으로 250밀리리터의 컵으로 하루에 9잔 이상을 마셔야 신체의 갈증을 해결할 수 있습니다. 저는 누구에게나 "건강을 위해서는 소금을 탄 물을 하루에 적어도 9잔 이상 드세요"라고 권하는데, 대부분의 사람은 "하루에 9잔의 물, 너무 많지 않느냐?"라고 하면서 고개를 갸우뚱하는 사람도 있습니다.

25년 이상 물만으로 환자의 질병을 치료한 뱃맨겔리지 박사는 『WATER: For Health, For Healing, For Life』에서 "목마르기를 기다린다면 일찍 그리고 매우 고통스럽게 죽을 것이다"라고 말했습니다. 노인이 돼 물 부족으로 입안에 침이 분비되지 않아 사탕을 입에 물고 사는 경우라면 마음에 새겨 둘 필요가 있는 말입니다.

나이가 들수록 건강을 유지해야 가족 및 사회와 국가에 누를 끼치지 않고, 주변 사람에게 존경받을 수 있습니다. 특히 수분 부족으로 뇌가 쪼그라드는 알츠하이머 치매에 걸리지 않고 품위 있는 노후를 즐기기 위해서는 물을 적극적으로 마시는 것이 좋습니다.

5.
뇌의 모세혈관 폐쇄

우리 몸의 혈액은 동맥과 정맥에 일정한 양이 흐르고 있어야 정상적인 혈압을 유지하며 순환할 수 있습니다. 하지만 물 섭취 부족으로 혈관 내부의 혈액량이 적어지면 일정한 혈압을 유지하기 위해 모세혈관부터 폐쇄합니다.

여름철에 가뭄이 계속되면 먼저 산골짜기를 흐르는 계곡물이 줄어들고, 이어서 시냇물, 저수지물, 강물이 차례로 줄어들 듯이 신체에 물 부족이 오래 지속되면 혈관 내부를 흐르는 혈액량이 줄어들 뿐 아니라 세포 안팎의 체액도 감소합니다.

혈액량이 감소하면 심장의 펌프질에도 심각한 영향이 미치므로 거미줄처럼 형성된 뇌의 무수한 모세혈관도 쉽게 영향을 받을 수밖에 없습니다. 혈액은 동맥에서 정맥으로 곧장 흐르는 것이 아니라 모세혈관을 거쳐 정맥으로 흐릅니다.

물이 부족해 혈액량이 감소하면 혈압이 낮아지기 때문에 신체는 정상적인 혈압을 유지하기 위해 먼저 모세혈관 입구의 괄약근이 문을 닫습니다. 그리고 모세혈관을 거치지 않고 세동맥細動脈, 가느다란 동맥에서 세정맥細靜脈, 가느다란 정맥으로 곧장 흐르도록 혈액 순환의 진로를 변경합니다.

혈액에 물이 풍부한 경우

심장 → 대동맥 → 중동맥 → 소동맥 → 세동맥 → 모세혈관 →
세정맥 → 소정맥 → 중정맥 → 대정맥 → 심장

혈액량이 풍부한 경우는 위와 같이 세동맥에서 모세혈관으로 혈액이 순환하지만, 부족한 경우는 모세혈관을 통하지 않고 세동맥에서 세정맥으로 흘러갑니다.

혈액에 물이 부족한 경우

심장 → 대동맥 → 중동맥 → 소동맥 → 세동맥 → 세정맥 →
소정맥 → 중정맥 → 대정맥 → 심장

혈액이 모세혈관을 통하지 않고 세동맥에서 세정맥으로 곧장 흘러가는 것은 마치 도로가 막혔다는 이유로 각 가정에서 주문한 생필품을 택배 차량이 배달하지 않고 그냥 지나가 버리는 것과 같은 상황입니다.

물이 부족해 혈액량이 줄어들면 처음에는 모세혈관을 폐쇄하고, 이어서 세동맥細動脈, 소동맥小動脈, 중동맥中動脈, 대동맥大動脈 순으로 혈관을 조이기 시작합니다. 이에 따라 혈압이 서서히 올라가기 시작해 고혈압이 되는데, 현대 의학에서는 원인을 모른다는 이유로 '본태성本態性 고혈압'이라고 하지만, 사실은 물이 부족해 혈액량이 줄어들어 자연적으로 발생하는 질환입니다. 물이 부족해 발생한 고혈압에는 약보다 물이 먼저라는 점을 기억할 필요가 있습니다.

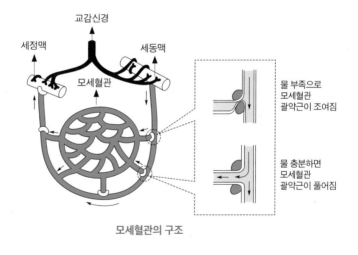

모세혈관의 구조

인체의 모든 세포는 모세혈관을 통해 각종 영양소를 공급받고 노폐물을 배출하고 있습니다. 이러한 모세혈관이 물 부족으로 폐쇄돼 영양 공급이 중단되면 세포는 굶주림에 허덕이다 죽어 아예 사

라져버립니다. 뇌뿐 아니라 심장을 비롯해 다른 모든 장기의 세포
도 마찬가지입니다.

인간은 나이가 들수록 각종 기능이 쇠퇴하고, 새로 생성되는 세
포보다 죽어 없어지는 세포가 많아집니다. 뇌신경 세포도 줄어들기
마련인데, 뇌세포에 필요한 영양소까지 공급받지 못하면 엎친 데
덮친 격으로 뇌신경 세포 감소에 가속도가 붙어 빠른 속도로 뇌가
쪼그라듭니다. 더욱이 신진대사로 발생한 뇌세포 내부의 노폐물을
폐쇄된 모세혈관을 통해 배출할 수 없게 되므로 자연히 뇌 속에 쓰
레기가 쌓여 치매가 진행될 수밖에 없습니다.

6.
쇠약해지는 뇌신경 케이블

가정이나 직장에서 이용하는 인터넷은 전화국과 전화국을 연결하는 전화선 케이블이 있어야만 사용할 수 있습니다. 전화국 간의 케이블은 국가의 운명을 좌우할 정도로 매우 중요한 신경망이므로 두꺼운 절연체로 감싸져 있고, 이것도 부족해 땅속의 견고한 구조물의 통로로 감싸 화재와 지하수로부터 보호하고 있습니다.

인간의 두뇌에는 5,000억 개가 넘는 뇌신경 세포가 전화국의 케이블보다 더 복잡하게 연결돼 있습니다. 이 2가지의 차이점은 전화국의 케이블은 물이 스며들지 않도록 철저히 보호하고 있는 반면, 인간의 뇌는 85퍼센트가 물로 구성돼 있으므로 물이 풍부해야 신호를 제대로 전달한다는 것입니다.

전화국 간의 전화선이 여러 가닥의 전선으로 구성돼 있듯이 뇌신경 세포도 여러 가닥의 '신경섬유'로 된 일종의 '신경 다발'이라 할

치매 예방과 치유, 물이 최고의 약

수 있습니다. 인간의 뇌신경 섬유 다발의 한 가닥을 들여다보면 수많은 케이블이 물로 둘러싸여 보호되고 있다는 것을 알 수 있습니다. 만약 이곳에 물이 부족하거나 나쁜 물이 공급되면 뇌신경 세포끼리 주고받는 신호 체계가 어떻게 될 것인지 상상할 수 있습니다. 물이 부족해 시들시들해지는 화초는 한 바가지의 물이 필요하지, 엄청나게 비싼 영양제나 약이 필요한 것이 아닙니다.

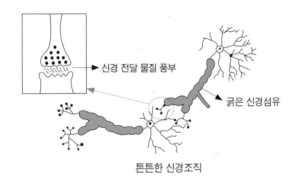

튼튼한 신경조직

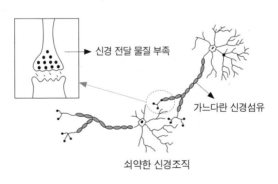

쇠약한 신경조직

뇌신경 케이블

우리가 먹는 채소 중 하나인 '가지'를 햇볕에 말리면 수분이 증발해 말라비틀어지고 가느다랗게 되듯이 뇌신경 세포의 케이블 역시 물이 부족하면 가늘어지며 쪼그라들기 마련입니다. 물이 부족하면 넓은 공간에서 정확하게 신호를 전달하던 신경섬유가 좁아진 공간에서 서로 달라붙어 혼선을 일으키게 됩니다. 하나의 세포 내부에는 약 80억 개라는 단백질 분자가 있는데, 이들이 물이 부족한 좁은 공간에서 제대로 작동하기를 바라는 것은 말이 안 됩니다.

또한 뇌신경 세포는 전기적 신호가 통과하는 통로이므로 스트레스를 받거나 두뇌 활동이 증가할수록 저항이 생겨 열이 발생합니다. 이런 경우, 두뇌의 열을 식히는 물이 부족하면 신경 세포도 열을 받아 문제를 일으킵니다. 즉, 하나의 콘센트에 용량을 초과하는 여러 개의 전기 코드를 꽂으면 전선에 열이 발생해 결국 화재가 발생하는 것과 같은 이치입니다.

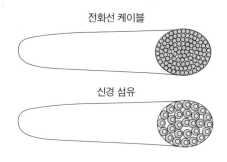

전화선 케이블을 닮은 신경 섬유

_____ 치매 예방과 치유, 물이 최고의 약

7.
치매를 유발하는
위험한 저염 식습관

'음식을 짜게 먹으면 고혈압이 된다'라는 상식이 지배하는 세상에서 '싱겁게 먹으면 치매 발생 위험도가 높아진다'라고 하면 과연 그 말을 믿을 수 있는 사람이 몇 명이나 될지 궁금합니다.

우리 주변에 존재하는 물질 중에서 가장 흔한 것을 순서대로 열거하면 햇볕, 공기, 물, 소금입니다. 그중 소금은 인간의 건강을 책임지는 물질, 특히 뇌 건강에 좋은 식품이라는 것이 최근에 밝혀졌는데, 의과대학 교재인 『인체 생리학』에 근거해 소금이 치매 예방과 치유에 어떻게 도움이 되는지 설명하겠습니다.

'물과 소금'은 건강에 관한 책 수백 권과 수많은 논문을 읽어도 인체 생리학과 최신 영양학을 제대로 공부하지 않고서는 이해할 수 없는 분야입니다. 소금의 역할을 생리학적으로 모두 열거하자면 수십 가지나 되기 때문에 영양소 흡수와 노폐물 배출에 초점을 맞춰 간단히 설명하겠습니다.

신체의 모든 정보를 컨트롤하는 뇌는 85퍼센트가 물입니다. 뇌는 5,000억 개가 넘는 신경 세포로 구성돼 있는데, 나트륨이 물을 비롯해 각종 영양소를 붙들고 모든 뇌신경 세포에 들어가기도 하고, 세포 내부에 쌓인 노폐물을 밖으로 끄집어내는 역할을 합니다. 즉, 자석이 쇠붙이를 끌어당기듯이 나트륨이 각종 영양소를 끌어당겨 세포 속으로 들어갔다가 나올 때는 노폐물을 붙들고 나오는 것입니다.

뇌를 안전하게 보호하는 뇌척수액腦脊髓液에도 나트륨이 0.9퍼센트 포함돼 있으므로 뇌는 소금물에 둥둥 떠 있다 해도 과언이 아닙니다. 소금은 불순물을 흡착하는 성질이 있어 뇌에 발생한 각종 쓰레기에 해당하는 노폐물을 흡착해 배출시키는 역할을 하고 있습니다. 또한 뇌척수액도 뇌에서 허리까지 뻗어 있는 척수까지 순환하며 영양을 공급하고 노폐물을 흡수·배출하는 역할을 하므로 치매 예방과 치유에 매우 중요합니다.

소금의 중요성을 알 수 있는 또 다른 예로는 당뇨병이 있습니다. 당뇨병은 혈액 속에 지나치게 많은 포도당이 세포 속으로 들어가지 못하고 소변으로 배출되기 때문에 발생하는 것으로 알려져 있지만, 사실은 물과 소금 부족 때문에 발생합니다. 음식을 너무 싱겁게 먹어 소금이 부족해 혈액 속의 포도당을 세포 내부로 끌고 들어가지도 못하고 반대로 세포 내부에 가득한 노폐물을 밖으로 끄

치매 예방과 치유, 물이 최고의 약

집어내지 못해 발생한 결과입니다. 이러한 이유로 당뇨병에 걸리면 치매 발생률이 정상인보다 4.6배나 되며, 당뇨병 환자의 공통점 중 하나는 대부분 음식을 지나치게 싱겁게 먹는 식습관이 있다는 것입니다.

『인체 생리학』에서는 이처럼 우리의 건강을 책임지는 소금의 하루 필요량이 평균 10.5그램이라고 명시돼 있습니다. 이는 최소한의 수치이므로 사람에 따라 더 많은 양의 소금이 필요해 매일 35그램 정도 섭취하는데도 고혈압 걱정 없이 장수하는 사람도 있습니다. 1725년 프랑스에서는 소금으로 세금을 거둬들인 기록이 남아 있는데, 평균 하루 소금 섭취량이 13~15그램이었으며, 스위스 취리히에서는 약 23그램이 넘었습니다.

또한 북극에 가까운 추운 나라일수록 소금을 많이 섭취했는데, 덴마크에서는 하루 소비량이 약 50그램, 스웨덴에서는 소금에 절인 생선이나 육류로 인해 하루 소비량이 100그램에 근접했다는 기록이 있습니다. 소금 섭취량이 많을수록 체온을 따뜻하게 유지할 수 있다는 사실을 이미 알고 있었던 것입니다.

세계보건기구에서는 이러한 인체의 생리 현상을 무시하고 최저 필요량의 2분의 1인 나트륨 2그램, 즉 소금을 5그램 이하로 섭취할 것을 권하고 있습니다. 하지만 과학적인 데이터는 제공하지 않고 제약회사에서 제공하는 막연한 정보만을 근거로 권장하고 있는 실정입니다. 세계보건기구의 애매한 정보를 믿고 음식을 싱겁게 먹는 사람들은 공통적으로 소화불량, 역류성 식도염, 심장 질환, 햇빛 알레르기, 각종 암, 뇌수막염, 갑상선 질환, 피부 질환, 만성피로, 정신 질환 등을 앓고 있습니다.

실상이 이러한 데도 우리 일상생활에서 소금을 가장 많이 사용하고 있는 곳은 다름 아닌 '병원'입니다. 의사는 "음식을 짜게 먹으면 건강에 해로우니 싱겁게 드세요"라고 권하면서 건강상의 문제로 응급실에 입원하는 모든 환자에게는 맨 먼저 '생리식염수'를 주사합니다. 링거액 1팩1,000cc에는 0.9퍼센트9그램의 나트륨이 들어 있습니다. 이를 소금으로 환산하면 22.5그램이 됩니다. 세계보건기구가 권장하는 하루 섭취량 5그램보다 4.5배나 많은 소금이 들어 있는 생리식염수를 환자에게 주사하면서도 음식을 싱겁게 먹도록 권하는 것은 이치에 맞지 않습니다.

세계보건기구의 권장량보다 약 4.5배나 많은 양의 나트륨이 든 링거액을 주사하는 이유는 인체의 혈액과 간질액세포와 세포 사이의 액체에는 0.9퍼센트의 염분이 들어 있어야 모든 조직이 원활하게 작용하며 각종 영양소와 약물이 제기능을 하기 때문입니다. 또한 혈액에 포함된 나트륨이 0.9퍼센트 이하이면 면역력이 떨어져 패혈증으로 사망할 수도 있습니다.

실제로 패혈증이 얼마나 심각한 질환인지는 대한민국 통계청의 '2020년 사망원인 통계 결과'를 보면 알 수 있습니다. 음식을 싱겁게 먹은 탓에 혈액에 나트륨이 부족해 발생한 패혈증 사망률이

치매 예방과 치유, 물이 최고의 약

2020년에 처음으로 '10대 사망 원인'으로 꼽혔습니다. 남성은 10위, 여성은 9위를 차지하고 있습니다.

《 2020년 10대 사망 원인 》

사망률 순위	남성	여성
1	암	암
2	심장 질환	심장 질환
3	폐렴	뇌졸중
4	뇌졸중	폐렴
5	자살	알츠하이머 치매
6	간 질환	당뇨병
7	당뇨병	고혈압성 질환
8	만성 폐쇄성 폐질환	자살
9	교통사고	패혈증
10	패혈증	만성 폐쇄성 폐질환

과거에는 크게 주목받지 못했던 패혈증이 2020년부터 갑자기 10대 사망 원인에 포함돼 있는 것은 그 동안 우리의 식생활이 지나치게 소금을 멀리하는 방향으로 진행돼 왔다는 것을 보여 주는 결과입니다. 혈액에 나트륨이 0.9퍼센트 이하이면 인체는 면역력이 약해져 각종 바이러스, 세균, 곰팡이균 등이 기다렸다는 듯이 왕성하게 활동하기 시작하기 때문에 패혈증으로 순식간에 목숨을 잃게 됩니다.

면역력 향상을 위해서 가능하면 천연소금으로 만든 재래식의 간장·된장·고추장과 같은 발효식품으로 음식을 조리해 약간 짜게 드시기 바랍니다. 실제로 장수촌으로 소문난 전라남도 남해안 지방을 비롯해 전국의 90세 이상 무병장수하는 사람의 공통점은 음식을 짜게 먹는다는 것입니다.

엄마 뱃속에서 자라는 태아를 보호하는 양수羊水에는 1.2퍼센트의 염분이 포함돼 있어 외부로부터의 세균, 바이러스, 곰팡이 등의 침입을 방지합니다. 또한 입덧을 하는 임신부가 소금이나 간장을 탄 물을 마시거나 음식을 짜게 먹으면 입덧이 없어지는 이유는 엄마 뱃속의 태아가 외부의 침입자로부터 자신을 보호하기 위해 '입덧'이라는 신호를 보내는 것입니다. 이러한 소금의 역할을 무시한 채 음식을 너무 싱겁게 먹어서 자주 발생하는 질환은 '선천성 기형아' 또는 '어린이 뇌수막염'과 각종 '암'을 비롯한 성인병입니다.

평소 음식을 짜게 먹으면 혈압도 올라가고 신장에도 좋지 않다고 하지만, 노폐물 배출을 책임지고 있는 신장의 소금 배출 능력은 5분에 6그램입니다. 물만 충분히 공급하면 하루에 1.4~1.6킬로그램, 즉 하루 필요량의 약 140~160배를 배출할 수 있습니다.[6]

사정이 이러한 데도 음식을 짜게 먹으면 고혈압이 되므로 싱겁게 먹어야 한다는 논리가 존재하는 이유는 대부분의 의과대학 교재가 고기를 많이 먹는 서양인을 기준으로 해 기술돼 있기 때문입니다.

---

6 Folkow, B. 2003. Salt and blood pressure-centenarian bone of contention. Lakartid-ningen 100(40): 3142-3147. Article in Swedish에서 확인할 수 있음.

치매 예방과 치유, 물이 최고의 약

서양인이 좋아하는 고기 1킬로그램에는 나트륨이 대략 1,150밀리그램 정도 포함돼 있는데, 소금 1그램에는 나트륨과 염소의 평균 비율이 4:6이므로 이를 소금으로 환산하면 2.85그램이 됩니다. 고기를 많이 먹는 사람은 하루에 보통 2~3킬로그램까지 먹을 수 있으므로 단숨에 대략 6~9그램의 소금을 섭취합니다. 풀만 뜯어 먹고 사는 들소의 갈비살에는 1킬로그램당 나트륨이 6그램 포함돼 있는데 소금으로 환산하면 15그램입니다. 이처럼 소금이 많이 포함된 동물의 고기를 즐기는 사람에게 "가능하면 음식을 싱겁게 먹어라"라고 권하는 것은 합당합니다. 하지만 고기를 좋아하는 서양인에게 적합한 이론이 채식을 좋아하는 동양인에게 적합할 수는 없습니다.

　한국, 중국, 일본, 동남아시아 지역에 사는 사람들은 대부분 쌀밥, 채소, 과일과 같은 채식 위주의 식생활을 하므로 당연히 소금을 많이 섭취해야 합니다. 칼륨이 많은 채소와 과일을 즐기면서 음식을 너무 싱겁게 먹으면 나트륨 부족으로 부정맥, 심장 박동수 증가, 빠른 맥박에 따른 심장 질환, 순식간에 목숨을 앗아갈 수도 있는 공황장애가 발생하기도 합니다.

　나트륨과 칼륨 성분이 균형 있게 포함된 식품은 소금이 으뜸이므로 치매 예방과 치유를 위해서도 천연소금으로 만든 우리의 전통 발효식품인 간장, 된장, 고추장, 김치 등을 즐겨 먹거나 생수에 소금을 타서 수시로 마셔야 합니다.

캐나다 출신의 약학박사 제임스 디니콜란토니오James DiNicolantonio 가 『소금의 진실The Salt Fix』에서 언급한 다음과 같은 내용에 주목할 필요가 있습니다.

미국의학협회AMA에서는 "역학적 관찰을 통해 소금 섭취와 고혈압 사이에 관계가 있다는 것을 시사하지만, 그들소금-혈압 가설을 주장하는 사람들은 소금 소비가 미국 사람에게 고혈압을 일으키는 주요 요인이라는 가설을 지지하는 데 실패했다"라고 밝혔다.

미국 소아아카데미의 영양학위원회는 "고혈압을 유도하는 환경적 요인으로서 소금 섭취의 역할은 아직 정의돼 있지 않다. 이 나라의 80퍼센트의 인구 집단을 대상으로 현재 소금 섭취량이 해로운 것으로 입증되지 않았다. 즉, 고혈압이 발생하지 않았다"라고 밝혔다.

미국 질병통제센터CDC의 2013년 보고서에서는 "나트륨 섭취를 하루 2,300밀리그램소금 6그램이하로 제한하면 건강에 해롭다"라고 기술돼 있다.

오히려 음식을 늘 싱겁게 먹는 사람들의 공통점 중 하나는 심장 박동이 빠르기 때문에 심장의 과잉 성장을 일으켜 심장비

_____ 치매 예방과 치유, 물이 최고의 약

대증, 부정맥 발생, 심근경색 위험이 4배, 사망률이 5배 이상 증가한다.

질병 걱정 없이 건강한 노후 생활을 하기 위해서는 '음식을 짜게 먹는다고 해서 모든 사람에게 고혈압이 발생하지 않는다'라는 최신 정보를 받아들일 필요가 있습니다. 음식을 짜게 먹어서 고혈압이 되는 경우는 매우 극소수입니다.

실제로 음식을 짜게 먹으면 고혈압 환자가 되는지, 반대로 혈압이 내려가는지 실험해 볼 수 있습니다. 1~6개월 정도 기한을 정해 음식을 짜게 먹되, 설탕 섭취를 중단하고 소금 혼합한 물을 하루에 8~10잔 정도 마시면서 1주일 단위로 혈압을 체크하고 신체의 감각, 기능, 성격에 어떤 변화가 있는지 파악하는 것입니다. 정신적·육체적 스트레스를 적게 받기 때문에 웃음이 많아지고 까다로운 성격이 부드러워지며 웬만하면 웃어넘기려는 긍정적인 사람으로 변한다는 것을 확인할 수 있습니다.

설탕을 좋아하지 않는 혈압이 정상인 사람이 고혈압 환자가 되는 데는 사람에 따라 수년~수십 년이 걸리므로 안심하고 해 볼 수 있는 실험입니다. 혈압은 생활 환경의 변화에 따라 하루에도 여러 번 30~40mmHg 정도, 운동할 때는 50mmHg 이상 오르락내리락하는 점을 염두에 두고 꾸준히 체크해 보시기 바랍니다.

소금을 섭취할 때 주의해야 할 점은 공업용으로 생산돼 미네랄이 완전히 제거된 정제염, 정제염에 화학 조미료를 혼합한 맛소금, 약간의 천일염에 정제염을 혼합해 제조한 재제염再製鹽, 미네랄이 매우 적은 외국산 소금이나 암염岩鹽은 건강에 도움이 되지 않는다는 것입니다. 바닷물 오염으로 천일염天日鹽도 걱정된다면 섭씨 800~1,300도 이상의 고온으로 구워 대부분의 오염 물질이 제거된 죽염竹鹽을 섭취하는 것이 좋습니다.

저는 약간 짭짤한 음식을 좋아하기 때문에 죽염을 1.8리터의 생수병에 티스푼 하나의 용량을 타서 마시며, 과일에도 뿌려서 먹고, 밥을 지을 때도 넣고, 식사가 끝나면 짭짤한 미역귀와 견과류를 과자처럼 먹고 있습니다. 이처럼 평소 모든 음식을 짜게 먹는데도 2021년 건강 검진의 혈압은 127/68mmHg에 머물러 있습니다. 나이로 봐서는 160/90mmHg가 정상인데도 20대 청년의 혈압을 유지하고 있으며, 나이가 들어도 기억력이 쇠퇴하지 않고 있습니다.

평소 음식을 지나치게 싱겁게 먹으며 부정맥과 콜레스테롤로 인해 고민이 많던 지인에게 이전보다 짜게 먹고 생수에 소금을 섞어 많이 마시도록 한 결과, 지금은 부정맥도 사라지고 콜레스테롤 걱정도 하지 않게 됐습니다.

건강한 정신과 육체는 건강에 대한 집착과 현명한 사고력, 판단력, 결단력이 있는 사람만이 소유할 수 있는 보물입니다. 다시 한번 강조하지만 의료계의 권위 있는 사람들의 일방적인 말, 즉 과학적인 데이터도 없이 "음식을 짜게 먹으면 혈압이 올라가므로 싱겁게 드세요"라는 애매한 말만 믿고 소금을 적게 섭취하면 치매 예방과 치유는 물 건너가게 됩니다.

"약물로도 치유되지 않는 각종 치매 증상이 물로 개선된다"라고 말하면 좀처럼 믿기 힘들 수 있습니다. 하지만 수분이 증발해 쪼그라든 건포도나 곶감을 물에 담가 두면 다시 탱글탱글해지듯이 수분이 부족해 뇌가 쪼그라드는 알츠하이머 치매에는 물이 최고의 명약이라는 것을 확인할 수 있습니다.

4부

물, 치매 예방과 치유의 놀라운 효과

1.
치매 증상 80퍼센트가 치유되는 물의 효과

치매 환자의 수많은 증상 중 약 80퍼센트가 물로 치유·개선된 정보를 입수했을 때의 놀라움과 허탈감은 말로 표현할 수 없었습니다. 알츠하이머 치매가 세상에 알려진 지 100년이 넘었고, 치료제 개발에 제약회사들이 천문학적인 투자를 했는데도 해결의 기미가 전혀 보이지 않는데 어떻게 물로 치유·개선되는지에 관한 놀라움과 왜 이처럼 유용한 정보가 세상에 알려지지 않았는지 의구심과 허탈감이 아직까지도 교차합니다.

어떤 문제가 발생했을 때 기존의 방법으로 해결될 기미가 보이지 않을 때는 한 발자국 뒤로 물러서서 다른 방법으로 접근하는 것은 누구나 알고 있는 진리입니다. 앞서 언급한 치매 치료제가 수십 년 이상 효능을 제대로 발휘하지 못하면, 우리는 이탈리아의 철학자이자 천문학자인 갈릴레이 갈릴레오가 목숨을 걸고 천동설을 뒤엎고 지동설을 주장한 것처럼 사고방식의 혁신적인 전환이 필요하다고 생각합니다. 그것은 바로 '물과 소금'을 치매 예방과 치유에 필요한 영양소로 인정하는 것입니다.

치매 치료제가 개발되지 못하고 제자리걸음을 하고 있을 때, 갈릴레오처럼 혁신적인 실마리를 제공한 사람은 이란 출신의 미국인 뱃맨겔리지 박사입니다. 그는 불면증, 우울증, 치매, 파킨슨병, 루게릭병, 간질, 공황장애, 조현병, 뇌졸중 같은 각종 뇌 질환의 주요 원인이 물 부족이라고 주장하면서 '물은 아주 소중한 영양소'라는 점을 25년 동안 다수의 논문과 저서를 통해 알렸으며, 실제로 수많은 사람의 고통스런 질병을 물과 소금으로 치유한 전설적인 인물입니다.

동양에서 뱃맨겔리지 박사의 이론을 실제로 적용한 사람은 일본의 다케우치 다카히토 교수입니다. 그는 "치매 환자의 수많은 증상 중 약 80퍼센트 정도는 물과 운동만으로도 치유되는데, 좀처럼 개선되지 않는 경우는 신경 안정제, 수면제, 항우울증약, 항불안약, 항간질약 등을 복용하는 사람들이다"라고 하면서 그 구체적인 내용을 『간병 기초학—고령자 자립지원 이론과 실천』에 발표했습니다.

이 책은 일본 곡사이의료복지대학의 교재 중 한 권으로, 2012년부터 2015년까지 160명을 대상으로 실시한 '다량의 물과 운동요법'으로 치매 환자의 증상 76.3퍼센트가 치유된 통계와 사례가 수록돼 있습니다. 저자인 다케우치 교수는 1983년부터 현재까지 40년 가까이 물과 운동만으로 치매 환자를 치유할 뿐 아니라 '기저귀를 없애는 요양원 만들기'에 앞장서고 있는 의사로도 알려져 있습니다. 그의 노력으로 현재 일본에는 기저귀를 사용하지 않는 노인 요양원이 전국 각지에 수십 군데 있으며, 계속 늘어나고 있는 추세입니다. 다케우치 교수의 저서에 수록된 흥미로운 사례들을 소개합니다.

"변비가 심한 62세의 B씨는 요양원을 온종일 돌아다니는 버릇이 있었다. 밤에도 잠을 자지 않고 돌아다닌 탓에 낮에 걷다가 쓰러지기도 하고, 밤에는 화장실이 아닌 곳에서 볼일을 보곤 해서 주변 사람이 몹시 힘들어했다. 그래서 요양원 직원들이 항정신병약을 중단하고 '이 분은 변비가 있으므로 상황을 지켜보면서 물 마시는 양을 1.8리터, 2리터, 2.5리터, 3리터로 늘리는 것이 좋겠다'라고 하면서 이를 실행에 옮긴 결과 다양한 치매 증상이 없어졌다."

"79세의 C씨는 딸과 함께 생활하며 7년 전부터 알츠하이머 치매로 약물을 복용하고 있었는데, 출근하는 딸에게 매일 '근처에 사는 작은 딸이 마음대로 내 화장품과 프라이팬을 가져가곤 하니 자물쇠를 바꿔라', '이 집에는 도둑이 살고 있으니 너희들도 나가라!'라며 고함을 치곤 했다. 하지만 평소 섭취하던 수분 500밀리리터의 3배인 1.5리터의 물과 운동요법으로 4개월 만에 모든 증상이 사라졌다."

"79세의 D씨는 알츠하이머 치매로 환각 증상이 심해 평소 '옷
장 위에 사람이 앉아 있다'라고 하면서 이 사람이 오르내리기
쉽게 서랍을 빼서 계단을 만들어 주고, 식사를 챙겨 주고, 잠
도 자라고 이불까지 펴 주곤 했다. 때로는 모내기를 해서 허리
가 아프니 파스와 진통제를 달라고 떼를 쓰기도 했고, 사람이
찾아오는 것이 싫다며 날씨가 무더워도 창문을 꽉 닫아 두고
목욕도 하지 않았다. 이러한 환자에게 물 섭취량을 2리터로
증가시키고 걷기 운동을 꾸준히 실시한 결과, 모든 증상이 사
라졌다."

이러한 일이 사실이라는 것을 입증할 수 있는 공개적인 사건이
있었습니다. 2017년 12월 22일과 이듬해 1월 일본 TBS 방송국의
한 프로그램에 영화배우인 후세 히로시가 두 차례 출연해 "84세의
어머니가 알츠하이머 치매를 앓고 있었는데, 치매 전문의인 다케우
치 교수의 '치매는 물을 많이 마시면 치유된다'라는 조언대로 어머
니에게 물을 많이 마시도록 한 결과 치매가 치유됐다"라고 밝혔습
니다. 이 방송 내용을 요약하면 다음과 같습니다.

"그는 다케우치 교수가 소개한 도쿄의 '모리노카제杜の風'라는

_____ 치매 예방과 치유, 물이 최고의 약

노인 요양원을 방문했다. 이곳은 중증 치매 환자에게도 기저귀를 사용하지 않는 곳으로 알려져 있다. 치매 환자가 하루에 최저 1.5리터 이상의 물을 마시도록 직원들이 철저히 관리하는 것을 보고, 그의 어머니도 평상시보다 많은 물을 마시도록 양을 조금씩 늘려 1주일 후에는 하루에 1.5리터를 어머니 혼자 마시게 됐다.

그의 어머니는 평소 수도꼭지를 마냥 틀어놓거나, 가스레인지의 불을 켜 놓은 것을 잊고 음식을 태우기도 하며, 며느리를 요양사로 착각하기도 하고, 현재 살고 있는 집이 남의 집이라고 생각해 저녁 때 퇴근하고 돌아온 아들이 자기를 데리러 온 걸로 생각하기도 하고, 결혼한 아들에게 '결혼은 언제 할 거냐?'라고 묻기도 하고, 애완견의 사료를 먹는 등 이상한 행동을 했는데, 치매 발생 이전의 건강한 모습으로 되돌아가 정상적인 생활을 하게 됐다."

이 기적 같은 일에 자극을 받은 또 다른 유명 연예인 다카하시 리카도 알츠하이머 치매 환자인 시아버지에게 하루에 2리터의 물을 마시게 한 결과, 이전처럼 정상적인 대화를 하게 된 사례가 2018년 8월 3일 특집 프로그램으로 방영됐습니다.

또한 이 2가지 사례 외에도 2009년부터 일본 도야마시富山市에서는 고령층의 치매 예방을 위해 '모두 함께 물을 마시자!'라는 계몽 운동이 지금까지도 진행 중이며, 현재는 후생노동성[7]이 앞장서서 "건강을 위해 하루에 1.5리터 이상의 물을 마시자!"라는 홍보를 정부 차원에서 활발하게 전개하고 있습니다.

위와 같은 사례를 통해 '치매 예방과 개선에 물이 놀라운 효과를 발휘한다'라는 것을 알게 됐고, 바로 주변의 지인에게 알리기 시작했습니다. 그중 80대의 여성은 치매 초기 환자에게 흔히 나타나는 증상인 변비, 새벽 3~4시까지 잠을 자지 못하는 불면증, 음식 맛을 모르고 냄새를 맡지 못해 종종 냄비를 태우는 일 등의 문제로 심각한 상황에 놓여 있었습니다.

남편과 단둘이 생활하고 있는 터라 식사를 준비할 때마다 냄새를 맡지 못해 냄비를 자주 태울 뿐 아니라 엎친 데 덮친 격으로 보건소에서 "치매 초기 증상이 나타났다"라는 말을 듣고 눈앞이 캄캄해져 털썩 주저앉았다고 합니다. '치매 증상이 날이 갈수록 심해질 텐데 남편 식사 준비는 어떻게 하지? 그리고 나의 미래는 어떻게 될까?' 하고 몹시 불안해하고 있었습니다. 집안에 의사가 2명이나 있어서 그런지는 몰라도, 물과 소금의 중요성을 좀처럼 믿으려고 하지 않아 밑져야 본전이니깐 속는 셈치고 한번 시도해 볼 것을 여러 번 제안했습니다.

남편과 함께 평소보다 많은 양의 물과 적당량의 소금을 섭취하면서 기존의 식생활과 생활습관을 바꿔 보라고 권했습니다. 3개월

---

7 일본의 '후생노동성(厚生勞働省)'은 한국의 '보건복지부'에 해당함.

_____ 치매 예방과 치유, 물이 최고의 약

후에 전화가 걸려왔는데, "그 동안 변비로 엄청 고생했는데, 이제는 변비가 없어져 너무 좋아요. 그리고 지금은 밤 10시만 되면 잠자리에 들며 잠자다가 화장실에 한 번 갔다 와도 또 잠이 들어 아침까지 잠을 푹 자게 됐고, 음식 냄새도 조금씩 맡기 시작했어요. 물과 소금 덕분에 다시 젊어지는 것 같아요!"라고 하면서 뛸 듯이 기뻐했습니다. 6개월 후 확인한 결과, "이제는 음식 냄새를 제대로 맡게 돼 남편 식사 준비에 자신감이 생겼다"라고 말했습니다.

또 다른 사례로는 60대 중반의 여성이 있습니다. 이 분은 탈을 쓴 듯이 무표정한 얼굴로 힘없이 사물을 바라보며 조금 전에 한 말을 잊고 반복해서 묻기도 하고, 때로는 "나는 그런 말을 한 적이 없다"라고 잡아떼기도 했습니다. 가족의 권유로 대형병원에서 몇 가지 테스트를 한 결과, 치매가 아니라는 진단이 내려졌지만, 가족의 불안은 여전했습니다. 제가 가족에게 물과 소금 섭취 및 식생활 개선의 중요성에 대해 조언을 해 드렸는데, 매우 짧은 기간에 무표정한 얼굴이 온화한 얼굴로 되돌아왔으며, 현재는 정상적인 생활을 하고 있습니다.

외국에 사는 지인은 2022년 현재 나이 74세로 4년 전부터 파킨슨병으로 누워서만 생활하던 사람입니다. 코로나19 바이러스 때문에 자유롭게 왕래할 수가 없어 국제전화로 1주일에 1회씩 물과 소금 섭취 방법을 설명하고, 기존의 식생활과 생활방식을 바꾸도록 조언했습니다. 평소 10분 정도밖에 앉아 있을 수가 없었는데 6개월 만에 오랜 시간 앉아 있게 됐으며, 이제는 식사, 화장실 이용, 목욕, 짧은 거리의 걷기 운동과 같은 일을 스스로 해결하고 있습니다. 과거에는 2~3분 걷고 잠시 쉬었다가 걷곤 했는데, 이제는 30분 걷고 쉬게 됐으며, 걷는 시간이 점차 길어지고 있습니다. 6개월이라는 짧은 기간에 참으로 기적 같은 변화가 발생해 본인과 가족은 물론 주변 사람까지 놀라고 있습니다.

2.
섬망, 물이 최고의 명약

치매 환자에게 발생하는 섬망譫妄은 주로 밤에 갑자기 나타나는 정신 상태로, 안절부절못하고 초조해하거나, 잠을 자지 않고 소리를 지르기도 하며, 환각, 환청, 떨림, 공격적인 행동을 하는 증상을 말합니다.

낮에는 평범하고 얌전하던 사람이 밤이 되면 완전히 딴 사람이 돼 소동을 피웁니다. 대표적인 증상으로는 주변에 아무도 없는데도 "○○가 나를 부른다", "방 한쪽에 누군가 서 있다"라고 말하거나, 바닥에 흩어져 있는 빵가루를 보고 "개미가 기어 다니고 있다"라고 말하거나, 갑자기 흥분해 욕설을 하거나, 폭력을 휘두르기도 합니다. 이런 경우, 환자를 돌보는 간병인으로서는 감당하기 어려우므로 대부분 진정제나 수면제로 환자를 다스리려고 합니다. 이상한 행동은 약으로 잠시 억제될지 모르지만, 근본적인 해결책이 되지 않을 뿐 아니라 약을 먹을수록 더욱 심해지는 것이 문제입니다.

앞서 언급한 다케우치 교수는 "병원에서는 섬망의 원인을 조사하기 위해 환자의 혈액 검사, 소변 검사, 영상 촬영 등을 하지만, 원인을 밝혀내지 못했다. 평소와 달리 이상한 행동을 하는 섬망은 주로 밤에 나타난다는 점에서 실마리를 찾아야 한다"라고 말하면서 "사람은 하루에 1.5~2리터 이상의 물이 필요한데, 섬망이 발생한 환자 대부분의 수분 섭취량을 조사해 보면 750밀리리터밖에 되지 않았다. 이런 사람은 아침과 점심에는 식사를 통해 어느 정도 수분을 섭취해 얌전해졌지만, 낮의 활동으로 흘린 땀과 배출된 소변의 양만큼 수분을 제대로 보충하지 않아 물이 부족한 뇌가 밤에 갑자기 흥분하기 때문이다"라고 밝혔습니다.

또한 "낮에는 식사를 하거나 차를 마시기도 해 어느 정도 수분을 섭취하는 반면, 밤이 되면 수분을 전혀 섭취하지 않기 때문에 뇌가 오작동을 일으킨 결과다. 이런 현상은 하루에 최저 1.5리터 이상의 물을 마시게 하면 사람에 따라 2~3일 이내로 사라진다"라고 말했습니다.

다케우치 교수의 제안에 따라 필자도 치매 환자를 돌보는 가족에게 물의 효과를 설명하고 물을 많이 섭취하도록 했습니다. 그 결과 가장 빨리 효과가 나타나는 것이 역시 '섬망'이었습니다. 섬망이 나타나는 환자는 반드시 소금이나 죽염을 섞어 하루에 적어도 2리터 이상 마셔야 합니다.

_____ 치매 예방과 치유, 물이 최고의 약

3.
물, 뇌의 필수 에너지원

우리는 '숨을 쉬지 않고는 5분, 물 없이는 며칠밖에 생존할 수 없다' 라고 알려져 있는 것처럼 물은 인간의 생존과 밀접한 관련이 있습니다. 제가 '물과 소금이 인간에게 가장 중요한 영양소'라고 강조하면 대부분의 사람은 놀라며 이구동성으로 "이제까지 물과 소금이 중요하다고 배운 적이 없는데, 어째서 중요한 영양소냐?", "물과 소금이 그렇게 중요한 영양소라면 왜 학교에서 상세하게 가르치지 않느냐?", "의사들은 음식을 짜게 먹으면 고혈압이 된다고 하는데, 무슨 소리를 하는 거냐?" 심지어 "오래 살다보니 별 희한한 소리를 듣는구먼!" 하고 핀잔을 주기까지 합니다.

물이 음식보다 더 중요하다는 점을 알려 주는 사례로는 식사를 하지 않고 물만 마시면서 1년 이상 버틴 경우가 있습니다. 구체적으로 1967년 8월 22일 충청남도 청양군 구봉광산 붕괴 사고 때

김창선당시 35세씨가 지하수만 마시며 버티다 16일 만에 극적으로 구출된 사건, 1995년 6월 29일 서울 삼풍백화점 붕괴사고 때 무너진 건물에 매몰된 박승현당시 19세씨가 물만 마시며 17일 만에 구조된 사건을 들 수 있습니다.

외국의 사례로는 중국 구이저우성貴州省 구이양貴陽의 탄광 붕괴로 갱도에 갇혔던 광부 3명이 지하수만 마시며 25일 만에 구출된 사건, 영국에서는 체중이 207킬로그램인 27세의 엥거스 바비에리 씨가 병원에 입원해 382일 동안 3대 영양소탄수화물, 지방, 단백질를 섭취하지 않고 물과 영양제만 먹으면서 125킬로그램을 감량한 기록도 있습니다.[8]

치매의 약 76퍼센트를 차지하는 알츠하이머 치매는 주로 뇌신경세포가 파괴돼 뇌가 쪼그라드는 질환으로 알려져 있습니다. 이는 탱글탱글한 포도알이 수분 증발로 쪼그라들어 건포도가 되는 것과 같은 이치라고 생각합니다. 수분이 증발해 볼품없는 건포도를 물에 담가 두면 다시 팽창하며 탱글탱글해집니다. 건포도뿐 아니라 음력 정월 대보름에 먹는 고사리, 말린 가지, 무시래기, 버섯, 오이고지, 호박고지 등도 조리하기 전에 물에 담가 두면 햇볕에 말리기 이전의 모습으로 되살아납니다. 수분 부족으로 쪼그라든 인간의 뇌도 물이 충분히 공급되면 원래의 상태로 회복돼 제대로 작동되는 것은 당연한 이치입니다. 단, 조건이 있습니다. 물은 칼로리가 없지만 뇌

8 인터넷 검색창에 '382일 단식한 사나이'를 입력하면 자세한 내용을 확인할 수 있음.

_____ 치매 예방과 치유, 물이 최고의 약

에 필요한 에너지를 생산하는 데 도움을 주고, 천연소금은 몸에 필요한 모든 미네랄이 포함된 종합미네랄 영양제 역할을 한다는 것을 인정하고 섭취할 때만 가능합니다.

물을 마셨을 때 물이 가장 먼저 공급되는 곳은 뇌입니다. 뇌는 전신의 각종 조직과 정보를 교환하며 기능을 조절하는 가장 중요한 기관이기 때문에 물을 1순위로 공급받습니다.

인체의 모든 조직이 활동하는 데는 에너지가 필요한데, 뇌는 다른 조직보다 더 많은 에너지와 물이 필요합니다. 이러한 이유로 뇌에는 물을 보관해 뒀다가 필요할 때마다 언제든지 공급하는 물주머니가 따로 있습니다. 그것은 바로 뇌를 감싸고 머리에서 허리까지 내려간 척수를 따라 순환하는 뇌척수액腦脊髓液입니다.

약 1퍼센트의 염분이 포함된 뇌척수액이 조금이라도 부족해지면 사람은 쉽게 피로를 느낍니다. 피곤할 때 약간의 소금을 탄 생수를 2~3잔 정도 마시면 2시간 정도는 기운이 나며 활발하게 활동할 수 있습니다. 이는 물이 체내의 세포 속으로 흡수될 때 전기를 일으켜 뇌에 에너지를 공급한다는 좋은 증거입니다. 신경을 많이 쓰거나 오랜 시간 공부를 해서 피곤할 때 직접 체험해 보면 쉽게 알 수 있습니다.

인체에는 에너지를 생산하는 두 종류의 전력 생산 시스템이 존재합니다. 하나는 주로 탄수화물포도당을 이용해 에너지를 생산하는 화력 발전과 또 하나는 물로 에너지를 생산하는 수력 발전입니다.

과거 20세기 영양학에서는 탄수화물포도당이 뇌의 유일한 에너지원으로 알려져 있지만, 21세기 홀리스틱 영양학에서는 물은 매우 중요한 영양소이며, 포도당 못지않게 뇌와 신경 세포에 중요한 에너지원으로 여깁니다. 특히 인체의 모든 신경 자극 전달은 정확한 전기 신호를 통해 이뤄지고 있으므로 뇌신경 세포의 전기 생성 과정을 이해하기 위해 세포 속을 살펴봐야 합니다. 세포를 둘러싸고 보호하는 세포막에는 칼륨을 세포 내부로 밀어 넣고 나트륨을 세포 밖으로 퍼내는 '나트륨-칼륨 펌프'가 장착돼 있습니다. 이 펌프가 작동할 때 뇌에 필요한 전기가 생산되며, 물이 풍부해야 전기를 제대로 생산할 수 있습니다. 이 시스템은 마치 거대한 저수지의 물로 터빈을 돌려 전기를 생산하는 수력 발전소와 같습니다. 이러한 세포막 수력 발전 시스템은 최근에 발견됐기 때문에 과거 20세기 영양학에서는 주목받지 못했습니다.

일반적으로 수력 발전소에서 생산된 높은 전압의 전기는 케이블을 통해 변전소로 보내고, 변전소에서는 전압을 낮춰 송전합니다. 그런 다음 각 가정이나 산업체의 필요에 맞게 최종 단계의 변압기로 또다시 전압을 낮춰 분배합니다. 이처럼 인간의 수력 발전 에너지는 여러 단계를 거쳐 전기가 공급되는 반면, 인체의 세포막에 장착된 수력 발전소는 자가 발전 시스템이므로 에너지가 필요한 현장에서 직접 전기를 생산해 사용합니다. 송전탑, 송전 케이블, 변전소, 변압기, 전신주 등 여러 단계의 복잡한 시스템이 필요하지 않은

치매 예방과 치유, 물이 최고의 약

가장 경제적인 자가 발전 시스템인 것입니다. 신선한 양질의 물만 공급하면 언제든지 에너지를 생산하는 자가 발전소입니다. 이러한 훌륭한 에너지 발생 시스템이 뇌세포를 비롯해 모든 세포에 장착돼 있는 것을 과거에는 발견하지 못했기 때문에 물의 중요성을 알지 못했던 것입니다.

인체에는 세포막의 수력 발전으로 생산된 에너지를 저장하는 서로 다른 형태의 배터리가 세 종류[9] 존재합니다. 그중 1가지를 소개하면 다음과 같습니다.

직장인이 월급을 받아 생활비로 사용하고 남은 돈은 은행에 저축하듯이 세포막에서 생산된 에너지도 활용하고 남으면 일부는 칼슘과 결합해 뼛속과 세포 내부의 소포체小胞體에 저장됩니다. 이는 물이 부족해 전기를 제대로 생산하지 못하는 상황을 대비해 저장해두는 시스템이므로 우리가 날마다 규칙적으로 충분한 양의 물을 많이 마셔야 하는 이유가 바로 여기에 있습니다.

만약 인체에 물이 제대로 공급되지 않아 전기 생산량이 줄어들면 부족한 에너지를 보충하기 위해 뼛속에 저장된 배터리의 전기를 끌어내 활용해야 하므로 뼛속의 칼슘은 에너지와 함께 빠져나갑니다. 칼슘이 빠져나간 자리는 구멍이 숭숭 뚫린 연뿌리처럼 골다공증으로 진행되므로 물 부족으로 발생하는 골다공증을 예방하기

---

9 나머지 2개의 배터리에 관한 설명은 '생리학'이 관련돼 있어 일반인이 이해하기에는 너무 복잡하므로 이 책에서는 생략함.

위해서라도 물 마시는 것을 게을리해서는 안 됩니다.

이때 주의할 점은 물이 치매 예방과 개선에 좋다고 해서 물만 많이 마시면 부작용이 발생할 수 있으므로 적당량의 천연소금과 함께 섭취하면 전혀 문제가 발생하지 않는 청정 에너지원이 됩니다.

몸에 좋은 물은 많이 마실수록 뇌 속의 쓰레기를 깨끗이 씻어내 치매가 발생하지 않도록 뇌신경 세포를 보호할 뿐 아니라 노년기를 건전한 정신으로 품위 있고 활기차게 생활하도록 돕는 가장 좋은 천연 건강보조식품입니다.

4.
배고픔과 갈증을 분별하는 수단

인간의 뇌에는 배고픔을 느끼는 공복 감각과 물을 마시고 싶어 하는 갈증 감각을 담당하는 중추 신경이 있습니다. 성장기의 어린이와 청소년은 수명이 다 돼 사라지는 세포보다 새로 생겨나는 세포가 더 많고, 새로운 세포의 75퍼센트를 물로 채워야 하므로 갈증 감각이 발달해 있어서 수시로 물을 마시고 싶어 하지만, 성장기가 끝난 20대 중반부터는 갈증 감각이 둔해지기 시작합니다.

　사람은 물 부족으로 뇌 기능이 원활하게 작동하지 않으면 '갈증'과 '배고픔'을 제대로 구별하지 못해 물만 마시면 해결될 갈증을 배고픔으로 착각해 음식을 끊임없이 탐하게 됩니다. 특히 몸이 뚱뚱한 사람은 갈증 신호를 배고픔으로 생각해 물을 마셔야 할 시간에 뭔가를 먹으려고만 합니다. 어떤 사람은 "하루에 두 끼밖에 안 먹는데도 계속 살이 찐다", "밥이라곤 한 끼밖에 안 먹는데, 왜 이렇게 살이 찌는지 알 수 없다"라고 볼멘소리를 합니다. 그 이유는 배고픔과 갈증을 혼동할 뿐 아니라 몸에 물이 부족해 몸속의 노폐물을 제대로 씻어내지 못해 쓰레기가 계속 쌓이기만 하기 때문입니다.

배고픔과 갈증을 분별하기 위해서는 뭔가 먹고 싶을 때마다 물을 마셔 보는 것입니다. 단, 카페인이 포함된 음료커피, 녹차, 홍차, 콜라, 주스나 사이다와 같은 청량음료는 몸에 필요한 물이 아니므로 반드시 생수를 마셔야 합니다. 물을 마신 후 배에서 "쪼르륵, 쪼르륵" 하고 연거푸 소리가 나면서 시장기가 느껴지면 배고픔의 신호이지만, 그렇지 않으면 갈증의 신호입니다.

흔히 "물을 마시면 살이 찐다", "식사 전후로 물을 마시면 위액이 묽어져 소화가 잘 안 된다"라고 하는데, 이는 잘못된 생각입니다. 몸에 물이 부족한 사람이 갑자기 물을 많이 마시면 신체는 그 동안 부족했던 세포 안팎의 물을 채우려고 하기 때문에 일시적으로 체중이 늘어날 수 있지만, 물은 찌꺼기를 남기지 않고 배출되는 물질이므로 전혀 걱정할 필요가 없습니다. 부족했던 물이 충분히 채워지면 세포 안팎의 노폐물까지 수거해 모두 배출시키므로 오히려 체중이 감소됩니다. 몸이 뚱뚱한 사람의 공통점은 오히려 음식을 너무 싱겁게 먹고 물을 그다지 마시지 않는 경향이 있습니다.

식사 30분 전에 2잔의 물을 마시면 갈증과 배고픔을 분별하게 돼 꼭 음식물이 필요한 경우만 먹게 되므로 과식과 비만에 대한 염려가 없어집니다. 물은 칼로리가 없고, 소화를 촉진하는 역할을 하므로 안심하고 식사 전후에 마셔도 된다는 사실을 꼭 기억해 두시기 바랍니다.

하루에 필요한 물의 양

세계보건기구가 권장하는 하루 물 섭취량은 1.5~2리터이지만, 생활 환경과 직업에 따라서는 적어도 2.5~3리터 이상의 물이 필요한 경우가 있습니다. 하지만 우리나라 성인의 경우 남녀 모두 평균 0.9리터의 물을 마시고 있습니다. 이처럼 적게 물을 섭취할 수밖에 없는 이유는 소금 섭취량과 밀접한 관련이 있습니다.

사람은 폐로 숨을 쉬면서 하루에 약 1리터의 물을 배출하고, 소변으로는 적어도 1.5리터 이상, 대변으로는 0.1~0.2리터를 배출하지만, 피부를 통해 땀으로 배출되는 양은 환경과 활동량에 따라 다릅니다. 밤에 잠을 잘 때도 약간의 땀을 흘리는데, 온돌방 같은 따뜻한 환경에서는 땀을 더 많이 흘립니다. 육체 노동자나 운동 선수는 실내 근무자보다 훨씬 많은 양의 땀을 흘리고, 용광로 근처에서 작업하는 사람은 엄청난 양의 땀을 흘리므로 배출량을 일률적으로

《 하루 수분 배출량 》

수분이 배출되는 원인	하루에 배출되는 양
숨 쉴 때	약 1리터
소변으로 배출	약 1.5리터(최소한의 양)
대변으로 배출	0.1~0.2리터
피부를 통해 땀으로 배출	환경과 활동량에 따라 증가함

정하는 것은 무리입니다.

소변으로 배출되는 물이 1.5리터 이하이면 신진대사 과정에서 발생한 독소와 노폐물, 즉 몸속의 쓰레기가 제대로 배출되지 않기 때문에 소변 색깔이 진해집니다. 수분이 충분한 정상적인 소변은 거의 색깔이 없거나 연한 노란색인 반면, 물이 부족할수록 진한 오렌지색이나 갈색으로 변하고, 몹시 피곤할 때는 소변 색깔이 더욱 진하고 거품이 많이 생깁니다. 이는 물 부족으로 노폐물이 제대로 배출되지 않았다는 증거입니다.

사람이 피로에 지치지 않고 활기차게 활동하려면 성인은 평균 하루에 체중 1킬로그램당 약 30밀리리터의 물을 마셔야 합니다. 예를 들어 체중이 60킬로그램이면 적어도 1.8리터, 70킬로그램인 경우는 2.1리터를 마셔야 합니다. 이처럼 많은 양의 물이 필요한데 우리가 식생활을 통해 섭취하는 물의 양은 의외로 적습니다.

한 끼니의 음식을 위장에서 소화시키는 데는 적어도 0.7리터의 물소화액이 필요한데, 실제 국물로 섭취하는 양은 많아야 0.2~0.3리터에 불과합니다. 결국 식사 때마다 0.4~0.5리터의 물이 부족해지고 하루 세 끼 식사를 하면 1.2~1.5리터의 물이 부족합니다.

제가 "건강을 위해서는 식사 때마다 적어도 0.7리터의 물이 필요하다"라고 강조하면서 식사 30분 전에 2잔, 식사 후 1잔의 물을 권하면, 대부분의 사람이 "왜 그렇게 많은 물이 필요한가요?", "식사 후 물을 마시면 위액이 묽어져 소화가 안 된다고 하던데요?"라고 반문합니다. 위장이 음식을 잘게 부수기 위해서는 '가수분해'라는 과정이 필요합니다. 가수분해加水分解는 글자 그대로 '물水이 첨가加돼야 음식물이 분해된다'라는 뜻입니다. 소화가 잘 안 될 때 물을 마시면 소화가 잘되는 것은 바로 이 때문입니다.

탄수화물과 단백질의 구조를 보면 진주목걸이처럼 기다랗게 구성돼 있습니다. 이렇게 길게 이어진 구조의 탄수화물을 낱개 단위의 포도당으로, 단백질을 낱개 단위의 아미노산 수준으로 절단하는 역할은 효소酵素가 담당하는데, 효소도 역시 물이 있어야 제대로 가위질을 할 수 있습니다. 사정이 이러한데도 생각보다 많은 사람이 식사 때 물을 마시면 소화액이 묽어진다고 해서 물을 마시지 않고 있습니다. 사실 저의 지인 중 한 사람은 이러한 엉터리 정보를 믿고 식사는 국물 없이 하고, 식사 후에도 물을 전혀 마시지 않아 흡연을 하지 않았는데도 20대 초반에 폐암으로 사망했습니다.

지질脂質, 지방도 물이 있어야 낱개 단위로 분해됩니다. 지질의 종류에는 중성지방과 인지질燐脂質이 있는데, 중성지방은 세 가닥, 인지질은 두 가닥으로 구성돼 있습니다. 이들도 모두 한 가닥씩 낱개로 분해돼야 신속하게 흡수되지만, 물이 부족하면 제대로 분해되지 않고 뭉쳐 있어서 많은 문제를 일으킵니다.

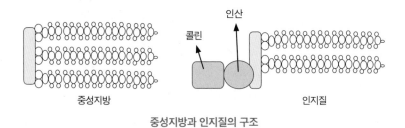

중성지방과 인지질의 구조

물 마시기를 좋아하지 않는 사람은 가끔 식후에 속이 더부룩하며 가슴이 답답해질 때가 있다고 하소연합니다. 이는 소화 과정에서 물과 소금이 부족하기 때문에 발생하는 증상입니다. 음식이 맛있으면 자신도 모르게 과식을 하게 되는데, 특히 고기를 많이 먹으면 소화가 잘되지 않아 음식이 위장에서 오랜 시간 정체됩니다. 이럴 때 물을 마시면 갑자기 트림이 나오면서 음식물이 시원스럽게 아래로 내려가는 것을 느낄 수 있습니다. 물과 소금이 소화 촉진제 역할을 하는데도, 이를 이해하지 못하는 사람은 소화제를 사러 약국으로 달려갑니다.

성장기가 끝난 20대 중반부터는 몸에 물이 부족해도 물 부족을 알리는 센서 기능이 제대로 작동하지 않으므로 목이 마를 때까지 기다렸다가 마시면 다량의 물이 필요한 소화 기관에 많은 부담을 주게 됩니다. 이러한 현상은 노인이 될수록 더욱 심해집니다.

인체의 소화 기관에서 분비되는 소화액에 필요한 물의 양은 하루에 적어도 약 7리터입니다. 입안에서 침으로 1.5리터, 위장에서 소화액으로 2리터, 간에서 담즙 생산으로 0.5리터, 췌장에서 소화액으로 1.5리터, 소장에서 장액腸液으로 1.5리터 정도 분비되는데, 이들의 원재료는 모두 '물'입니다. 소화 기관은 다량의 액체가 분비된 후 재흡수돼 활용되고 있으므로 땀과 소변으로 배출되는 양을 계산하면 적어도 1.5~2리터 이상의 물을 마셔야 한다는 것을 알수 있습니다.

물과 소금 부족으로 발생하는 첫 번째 신호는 밤에 잠을 잘 때장딴지에 쥐가 나는 마비 증상이 나타나며, 두 번째 신호는 소화기계통에서 나타납니다. 주된 증상은 속이 더부룩한 소화불량, 속쓰림, 가슴 통증, 역류성 식도염, 역류성 후두염, 위염, 위궤양, 위암, 췌장염, 췌장암, 소장염, 대장염, 대장암, 변비, 치질 등으로 나타납니다. 이러한 질환이 모두 물과 소금 부족 때문에 나타나는 것으로 알려지면서 그 중요성이 새롭게 인식되기 시작했습니다.

6.
물, 제대로 마시는 법

이 책에서 소개하는 '물 마시는 법'은 25년 동안 약물을 사용하지 않고 물과 소금만으로 각종 질병을 치유한 페레이둔 뱃맨겔리지 박사의 저서 『Water: For Health, For Healing, For Life』와 물 관련 서적 50여 권 및 저의 경험을 참고해 정리한 것입니다.

가솔린 자동차는 연료가 떨어지기 전에 미리 채워야 하고, 전기 자동차는 배터리가 완전 방전되기 전에 재충전해야 차가 서지 않고 계속 달릴 수 있습니다. 인체도 물이 부족하다는 신호가 나타나기 전에 물을 마셔야 건강한 삶을 유지할 수 있습니다. 하지만 대부분의 사람은 목이 마를 때만 물을 마시거나 평소 물을 마시더라도 조금만 마시는 경우가 많습니다.

질병에 시달리지 않고 건강한 신체를 유지하려면 목이 마를 때까지 기다렸다가 물을 마시는 것이 아니라 의식적으로 마셔야 합니다. 하지만 대부분은 "물은 물 이상도 그 이하도 아니다"라고 대수롭지 않게 여기고 있는데, '물은 대단히 중요한 영양소'라는 개념으로 접근하면, 건강을 유지하는 데 이보다 더 중요한 음식은 없다는 것을 알게 됩니다.

다시 한번 강조하지만, 물을 소중하게 여기고 감사한 마음으로 마시면 우리는 건강을 선물받을 수 있습니다. 이제부터 물 제대로 마시는 방법을 살펴보겠습니다.

상온의 물을 마신다

누구나 목이 마를 때는 으레 시원한 물이나 음료수로 목을 축이기를 원합니다. 무더운 날씨나 몸에서 열이 날 때 시원한 물을 마시면 상쾌한 느낌이 들기 때문입니다. 하지만 지나치게 차가운 물은 우리의 건강을 해칠 수 있으므로 자연 건강법에 따라 가능하면 여름철에는 상온의 물, 겨울철에는 미지근하거나 약간 따뜻한 물이 좋습니다.

건강한 사람의 체온은 평균 섭씨 36.5~37도인 반면, 냉장고 속 물의 온도는 보통 4~5도 정도이므로 체온과는 32도 차이가 납니다. 하루의 일교차가 10도 이상이 되면 인체는 스트레스를 받아 변비가 생기거나 감기에 걸립니다. 더욱이 30도 이상의 엄청난 온도 차이는 심각한 스트레스를 유발합니다. 신체는 섭취한 물을 체온에 맞게 온도를 높여야 하기 때문에 많은 에너지가 소모되므로 다이어트를 하는 데는 일시적으로 도움이 되지만, 찬물로 스트레스를 자주 받는 소화기 계통은 고장나기 십상입니다.

겨울철에 찬물을 미지근하게 데우는 것은 쉽지 않은 일이므로 차가운 날씨에는 생수를 끓인 다음 컵에 20퍼센트 정도 붓고 나머지를 찬물로 채우면 미지근하게 마실 수 있습니다. 어떤 사람은 끓인 물을 즐겨 마시기도 하는데, 이는 바람직한 행위가 아닙니다.

물을 완전히 끓이면 물에 녹아 있는 산소, 즉 용존溶存 산소량이 없어지기 때문에 생명력이 없어진 죽은 물이 됩니다. 실제로 끓인 물로 채워진 어항에 물고기를 넣으면 금세 죽어버리는 것을 확인할 수 있습니다. 가능하면 체온에 가까운 미지근한 물을 마시는 것이 자연의 법칙에 따르는 자연 건강법입니다.

'물을 많이 마시는 것이 건강에 좋다'라고 해서 무턱대고 많이 마시면 부작용이 나타납니다. 만일 소금을 섭취하지 않고 물만 많이 마시면 삼투압 작용으로 물 중독 증상이 생깁니다. 세포 내부에만 수분 함유량이 높아져 세포가 부풀어 몸이 붓거나 뇌의 압력이 높아져 어지러움, 구토, 두통, 호흡곤란, 부정맥, 근육경련 등의 증상이 나타날 수 있고, 심한 경우에는 뇌부종과 중추 신경계 이상으로 뇌 손상, 혼수 상태, 심지어 사망에 이를 수도 있습니다. 물 중독을 예방하기 위해서는 반드시 천연소금도 함께 섭취해야 몸속에서의 수분을 잘 조절할 수 있고, 땀이나 소변으로 빠져나가는 미네랄을 보충할 수 있습니다.

아침에 일어나자마자 마신다

아침에 잠자리에서 일어나자마자 제일 먼저 해야 할 일은 2~3잔 정도의 물에 소금을 조금 타서 마시는 것입니다. 보통 한 잔의 용량은 230~250밀리리터이므로 3잔은 700밀리리터 전후의 양이 됩니다. 물 마시기가 습관화돼 있지 않은 사람에게는 너무 많은 양처럼 느껴지지만, 아침에는 최소한 이 정도의 물을 마시는 것이 좋습니다. 인체에 소금이 부족하면 몸이 물을 원하지 않기 때문에 한번에 2~3잔 마시는 것은 쉬운 일이 아닙니다.

아침에 일어나자마자 물부터 마셔야 하는 이유는 잠자는 동안 호흡을 통해 몸속의 수분이 빠져나가기 때문입니다. 새벽에 수분이 부족한 혈액이 끈적끈적해지면 혈액 순환에 문제가 생겨 뇌졸중이 발생하는 경우도 있습니다. 더욱이 몸이 차가운 노인은 온돌방이나 따뜻한 침대에서 잠자는 것을 좋아합니다. 잠을 자는 동안에는 물 공급이 제대로 되지 않기 때문에 일어나자마자 누는 소변의 색깔이 진합니다. 소변 색깔이 진한 것은 신체에 물이 부족해 노폐물이 많이 쌓여 있다는 신호이므로 빨리 생수를 마시는 것이 좋습니다. 건강에는 '아침에 일어나자마자 마시는 물이 최고의 보약'이라는 것을 기억하시기 바랍니다.

_____ 치매 예방과 치유, 물이 최고의 약

식사 전후에 마신다

몸에 좋은 물을 충분히 마시면 맨 먼저 뇌에 공급되고, 20분 정도 지나면 심장을 비롯한 각 장기와 피부에 공급됩니다. 식사 30분 전에 2잔, 식후에 1잔을 규칙적으로 마시면 각종 소화기 계통의 질환뿐 아니라 우울증, 비만, 피부 질환을 예방할 수 있습니다.

음식을 소화시키기 위해 위장에서 분비되는 강력한 산성 물질인 위액은 산도酸度, pH가 1.5~2이므로 피부에 닿으면 화상을 입습니다. 이처럼 강력한 산성 물질이 분비되는데도 위장 점막에 물이 부족하면 위장 조직이 화상을 입고 헐기 시작합니다. 이것이 바로 위궤양으로 진행되는 초기 단계의 '위염'입니다. 위염이 발생하면 소화가 제대로 되지 않기 때문에 항상 속이 쓰리고 더부룩하며 가슴이 답답합니다. 소화기 계통에 물이 부족하면, 위염 → 위궤양 → 위암, 또는 위염 → 위궤양 → 십이지장궤양 → 대장염 → 대장암 순으로 진행될 수도 있습니다.

소화불량, 위염, 위궤양, 십이지장궤양, 대장염으로 고생하는 사람에게 소금을 탄 물을 많이 마셔야 한다고 강조하면 대부분은 "약으로도 낫지 않는데 어떻게 물과 소금으로 치유되느냐?" 하고 반문합니다. 물과 소금이 우리의 건강을 책임지는 대단히 중요한 영양소인데도 교육 현장에서는 그 중요성을 가르치지 않은 탓에 사회적으로 그 가치가 제대로 평가받지 못하고 있는 것이 참으로 안타깝습니다.

식간에도 마신다

우리가 섭취한 음식물은 모두 물이 충분해야 소화가 되기 때문에 "식사 전후와 식사 중에 마시는 물은 소화액을 묽게 하므로 좋지 않다"는 말에 휘둘리지 마시고, 식사 전후로 소금 탄 물을 꼭 드시기 바랍니다.

건강한 사람이 탄수화물＋채소 반찬으로 식사를 한 경우, 음식이 위장에서 잘게 부서져 2시간이 지나면 십이지장을 통해 소장으로 조금씩 내려가기 시작합니다. 위장에서 십이지장으로 내려가는 음식물은 pH가 1.5∼2의 강력한 산성 물질이므로 중화되지 않으면 십이지장이 모두 헐어 궤양을 일으킵니다. 이를 방지하기 위해 췌장에서는 강력한 '알칼리성 중탄산소다'인 소화액을 분비해 중화시킵니다. 식후 2시간 30분 정도 지나면 위장은 휴식 시간이 시작되므로 이때 피로에 지친 위장에 신선한 물을 공급하면 손상된 조직을 수리·복구하는 데 도움이 됩니다.

동물성 단백질인 고기 위주로 식사를 하면 4시간 정도, 고기+탄수화물 위주로 과식을 하면 6시간 정도 지나야 조금씩 소장으로 내려가기 시작합니다. 위장 속의 고기도 물이 있어야 분해가 잘되므로 식후 2시간 30분 정도에 물을 마셔 소화가 잘되도록 해야 합니다.

_____ 치매 예방과 치유, 물이 최고의 약

물 마시는 것을 중단하는 이유

건강에 관심이 많은 사람에게 "건강을 위해서 가능하면 물을 많이 드시는 것이 좋습니다"라고 권하면 "물이 건강에 좋다는 것을 알면서도 물이 먹히지 않아 중단하고 만다"라는 말을 종종 듣습니다. 이는 물을 많이 마시고 싶어도 목으로 잘 넘어가지 않아 못 마시는 것입니다. 이러한 사람에게 평소 음식을 짜게 먹는지, 싱겁게 먹는지 물으면 대부분 "싱겁게 먹는다"라고 대답합니다.

인체에는 '소금 자동 조절 장치' 시스템이 있어서 소금이 적절한 비율로 존재하도록 신장이 조절하고 있습니다. 혈액, 뇌척수액, 간질액_{세포와 세포 사이의 틈새}에는 나트륨이 평균 0.9퍼센트 존재해야 신체의 모든 기능이 제대로 작동하도록 설계돼 있습니다. 이러한 구조를 무시하고 물만 많이 마시면 나트륨의 농도가 낮아져 문제가 발생하기 때문에 소금이 포함되지 않은 맹물이 흡수되지 못하게 거부 반응을 나타내는 것입니다.

또한 평소 물을 적게 마시던 사람이 억지로 갑자기 물을 많이 마시면 갈증이 더욱 심해집니다. 이는 맹물만 많이 마시면 체내의 소금 농도가 낮아지는 것을 방지하기 위해 서둘러 수분을 배출하기 때문입니다. 즉, 물이 물을 배출시키는 이뇨제 역할을 하므로 갈증이 더욱 심해집니다. 물을 마실수록 수분 배출이 많아지는 것과 동시에 몸속의 나트륨도 함께 배출되므로 갑자기 많은 물이 들어오는 것에 대한 거부 반응으로 물이 목으로 잘 넘어가지 않는 것입니다. 신체는 물을 붙들고 있는 소금이 부족하면 맹물을 원하지 않으므로 평소 음식을 약간 짜게 먹거나 적당량의 소금을 탄 물을 마셔야 술술 넘어갑니다.

물 마시는 것을 싫어하는 사람

노인이 한여름의 무더운 날씨에도 물을 전혀 마시지 않아 온열 질환으로 사망했다는 뉴스를 종종 볼 수 있습니다. 노인이 되면 물 부족을 알리는 센서의 기능이 둔해지므로 온종일 물을 마시지 않아도 목이 마르지 않습니다. 더욱이 치매 환자는 평소에도 물을 마시지 않으려는 경향이 있습니다.

물을 마시기 싫어하는 사람에게는 '행동 감염'이라는 심리를 이용하는 것이 도움이 됩니다. 어떤 사람이 하품을 하면 주변 사람도 하품을 하고, 손목시계를 보면 따라서 시계를 보기도 합니다. 치매 환자는 주변 사람의 행동을 따라 하기를 좋아하므로 보는 앞에서 "어쩌면 이렇게 물이 맛있지!"라고 하면서 "꿀~꺽, 꿀~꺽" 하고 소리를 내면서 맛있게 마시는 모습을 보여 주는 것입니다.

견물생심見物生心이라는 말처럼 눈앞에서 "꿀~꺽, 꿀~꺽" 소리를 내면서 맛있게 물 마시는 모습을 보여 주면, 물을 마시고 싶지 않던 사람도 저절로 마시고 싶다는 생각에 자신도 모르게 "나도 물 좀 줄

래요?" 하고 부탁합니다. 명령조의 말투보다는 오히려 "이거 마시면 엄청 몸에 좋다고 하던데요!"라고 하면서 물을 맛있게 마시는 모습을 보여 주는 것이 훨씬 효과가 있습니다.

건강하게 물 마시는 방법

평소 물 마시기를 좋아하지 않는 사람이 본격적으로 마시기 시작하는 초기에는 하루나 이틀 동안 적어도 하루 1리터4잔를 마십니다. 아침에 일어나자마자 1잔, 식사 30분 전에 1잔씩 마시면서 신체의 반응을 살핍니다. 특별한 이상 반응이 나타나지 않으면 하루 1.8리터를 목표로 삼아 마시고, 피부 질환이 있는 경우 가려움증이 심해지면 마시는 양을 절반으로 줄이거나 하루 이틀 쉬었다가 마시는 방법도 있습니다.

물 마시기에 성공하기 위해서는 1.8~2리터 생수병에 소금을 혼합해 컵에 따라 마시는 방법, 알갱이나 알약 형태로 된 소금을 약처럼 물과 함께 먹는 방법, 물과 소금을 따로따로 섭취하는 방법 중 하나를 선택하는 것이 좋습니다.

방법 1

평소 건강을 생각해 마실 때는 하루 1.8리터7잔 마시기를 목표로 하되, 아침에 일어나자마자 1잔, 식사 30분 전에 1잔, 식후에

1잔씩 마십니다. 여름철에 목이 마를 경우에는 수시로 마시고, 겨울철에는 적어도 1.5리터를 마십니다. 단, 아침에 식사를 하지 않고 직접 채소주스나 과일주스를 만들어 먹을 때는 오전 10시와 오후 4시경에 추가로 마셔 1.8리터가 되게 합니다.

방법 2

치매 예방과 치유를 위해서는 하루 2.7리터11잔 마시기를 목표로 합니다. 아침에 일어나자마자 2잔, 식전 2잔+식후 1잔씩 마십니다. 식사 때마다 위에서 분비되는 소화액이 700밀리리터 정도이므로 식사 전후에 3잔의 물을 마시면 커피를 마시지 않아도 식후의 졸림 현상이 줄어들고 활기차게 활동할 수 있습니다.

방법 3

비만과 당뇨병을 비롯한 각종 질병을 치유하기 위해서는 하루 3.75리터15잔 마시기를 목표로 합니다. 아침에 일어나자마자 3잔, 식전 2잔+식후 2잔, 또는 식전 2잔+식후 1잔과 식간 1잔을 마십니다. 비만과 각종 질병은 물과 소금 부족으로 산화된 노폐물이 제대로 배출되지 않아 발생한 것이므로 하루에 적어도 3.5~4리터 정도는 마셔야 효과가 나타나기 시작합니다. 1가지 불편한 점은 자주 화장실에 가야 한다는 것입니

다. 효과가 천천히 나타나므로 인내심을 갖고 꾸준히 마셔야
합니다.

심각한 심장 질환이나 신장 장애로 병원 치료를 받을 때는 반드
시 의사와 상담한 후 물 마시기를 시작해야 합니다. 그리고 물이 건
강에 좋다고 해서 물만 많이 마시면 물 중독을 비롯한 다양한 문제
가 발생하므로 소금과 같이 먹거나 음식을 약간 짜게 먹어야 한다
는 점을 명심해야 합니다.

7

물 마실 때 주의해야 할 점

물에는 뇌 건강에 도움이 되는 물과 그렇지 않은 물이 있습니다. 제가 뇌 건강을 위해서는 무엇보다 물 선택이 가장 중요하다는 것을 강조하면 많은 사람이 "물은 다 비슷하지 않나요?" 하고 반문합니다.

저는 건강에 문제가 있는 사람에게는 2가지 질문을 합니다. "물을 하루에 얼마큼 드십니까?", "음식은 싱겁게 드십니까, 짜게 드십니까?" 하고 질문하면, 대부분 "마시는 물은 얼마나 되는지 잘 모르겠고, 음식을 짜게 먹으면 고혈압이 된다 해서 싱겁게 먹는 편입니다"라고 말합니다. 재차 마시는 물의 양을 좀 더 구체적으로 물으면 잠시 생각하고 "아침에 일어나자마자 커피 한 잔, 식사할 때의 국물, 목이 마를 때마다 시원한 콜라나 사이다, 약을 먹을 때 마시는 물까지 합하면 1리터는 되지 않을까요?", 또는 "아침에 일어나자마자 우유, 식사 때마다 커피, 목이 마를 때는 주스나 녹차, 퇴근 후에는 가끔 시원한 맥주를 마시기도 합니다"라고 하면서 자신은 수분을 충분히 섭취하고 있다고 생각하며 대답합니다.

수분을 보충하기 위해 마시는 커피, 녹차, 콜라, 사이다, 주스, 맥주 등은 소변 배출을 촉진하는 이뇨제 역할을 하는 산성 음료라는 사실을 기억해 둘 필요가 있습니다. 즉, 인체의 혈액, 뇌척수액, 간질액은 원래 약한 알칼리성수소이온농도 7.4이므로 앞서 언급한 산성 음료를 섭취하면 이들을 중화시키거나 추방하기 위해 섭취한 양보다 더 많은 물이 배출되므로 뇌 건강에는 그다지 도움이 되지 않습니다.

물만 많이 마시면 위험

'지나치면 부족함보다 못하다'라는 말은 물 마시기에도 적용되는데, 물이 건강에 좋다고 해서 갑자기 많이 마시면 부작용이 발생합니다. 물 마시기가 성공하려면 약간의 지식이 필요합니다.

성장기에는 신진대사로 인해 새로 생겨나는 세포마다 물을 필요로 하기 때문에 수시로 갈증이 생겨 음료수를 마시고 싶어 합니다. 하지만 20세가 넘으면 새로 생겨나는 세포보다 수명이 다 돼 죽는 세포가 더 많아져 물에 대한 수요가 줄어들기 때문에 나이가 들수록 갈증이 둔해져 물을 마시고 싶어 하지 않게 됩니다.

인간의 몸에는 낙타처럼 물 저장고가 없기 때문에 규칙적으로 물을 마시지 않으면 언제든지 물 부족이 되기 쉽습니다. 이러한 생리적인 현상을 무시하고 평소 음식을 싱겁게 먹는 사람이 물이 건강에 좋은 역할을 한다고 해서 맹물을 많이 마시거나 가공음료 등을 마시면 몸속의 물 부족 현상이 더욱 심해져 깨진 독에 물 붓기 현상이 나타납니다.

사회적으로 소금에 대한 잘못된 편견, 즉 '소금은 고혈압을 일으키는 원흉이다'라는 생각을 갖고 있는 한, 소금 부족에 따른 건강상의 문제를 절대 해결할 수 없습니다. 소금을 지나치게 많이 섭취해도 문제지만, 음식을 지나치게 싱겁게 먹으면 나이가 들수록 더 많은 문제를 일으키게 된다는 것을 깨달아야 합니다. 전혀 가공하지 않은 천연소금에는 인체에 필요한 나트륨, 칼륨, 칼슘, 염소, 마그네슘 같은 다양한 미네랄이 모두 포함돼 있습니다. 이처럼 미네랄이 많이 포함된 소금을 무시하고 맹물만 많이 마시면 특히 세포 안팎의 수분 균형이 무너져 저低나트륨증이라는 부작용이 발생하고 심하면 목숨까지 잃게 됩니다.

실제로 2007년 1월 미국 캘리포니아주 세크라맨토의 한 라디오 방송국이 주최한 '물 많이 마시기 대회'에서 28세의 여성 제니퍼 스트랜지는 단숨에 7.5리터의 맹물을 마시고 저나타륨증으로 사망했습니다. 그녀는 물 마시기 대회가 끝나자마자 "머리가 깨질 듯이 아프고 토할 것 같아요"라는 말과 함께 의식을 잃고 쓰러진 지 5시간 후에 사망했는데, 사망 원인은 '뇌부종'이었습니다. 뇌부종腦浮腫은

_____ 치매 예방과 치유, 물이 최고의 약

글자 그대로 뇌세포 내부에 물이 지나치게 많아 뇌가 팽창한 상태를 말합니다.

뇌는 인체의 모든 조직과 정보를 교환하며 기능을 조절하는 매우 중요한 조직이므로 물 공급 1순위입니다. 소변 배출을 돕는 소금을 섭취하지 않고 너무 많은 양의 맹물만 순식간에 마시면 세포 안팎의 나트륨 균형이 무너져 어지러움증, 메스꺼움, 구토 등의 물 중독을 일으키고 심하면 생명을 잃게 됩니다.

앞서 말한 여성 외에도 운동이나 육체 노동으로 땀을 많이 흘리고 나서 맹물만 많이 마시고 소금을 적당히 섭취하지 않으면, 뇌부종으로 시달리다 사망했다는 보고가 있습니다. 특히 마라톤 선수가 소금을 섭취하지 않고 물만 많이 마시면 다리에 쥐가 나 중도에 포기하거나 결승선을 통과한 다음 기진맥진해 쓰러지는 경우를 종종 볼 수 있습니다.

소금 없이 맹물만 많이 마시면 신장의 사구체에 압력이 높아지면서 사구체의 200만 개나 되는 미세한 모세혈관이 손상될 가능성이 높아집니다. 이러한 증상은 급성신부전증, 만성신부전증으로 이어지기도 합니다.

최신 영양학에서는 소금을 많이 섭취해도 혈압이 올라가지 않는 사람을 '염분 감수성이 낮은 사람', 소금을 많이 섭취할수록 혈압이 올라가는 사람을 '염분 감수성이 높은 사람'으로 분류하는데, 소금 섭취로 혈압이 올라가는 고혈압 환자의 대부분은 설탕을 좋아하는 사람으로 밝혀졌습니다.

캐나다 출신의 약학 박사 제임스 디니콜란토니오는 소금과 설탕을 각각 많이 섭취하는 두 집단을 대상으로 조사한 결과를 『소금의 진실The Salt Fix』에서 밝혔으며, 그 내용은 다음과 같습니다.

> "설탕이 코르티솔 수치를 높여 소금에 민감한 고혈압을 일으킬 수 있다. …(중략)… 우리는 그것을 깨닫는 데 너무 오랜 시간이 걸렸다. …(중략)… 소금을 많이 섭취한 집단은 고혈압이 없었지만, 설탕을 많이 섭취한 집단은 고혈압이 있었다."

즉, 소금 자체는 혈압에 영향을 미치지 않지만, 설탕 과다 섭취로 염분 감수성이 높은 사람에게는 고혈압이 쉽게 생긴다는 것을 알 수 있습니다.

물 선택이 중요

세상사의 모든 이치는 균형이 중요한데, 이는 물 마시기에도 적용됩니다. 수돗물과 정수기가 없었던 시절의 샘물에는 미네랄이 골고루 포함돼 있으므로 건강을 해치는 일이 없었습니다. 하지만 사람들이 집단으로 모여 사는 도시 문화가 발달한 지역에서는 대부분 미네랄이 풍부한 샘물을 이용할 수 없게 돼 화학 약품으로 소독한 수돗물로 생활할 수밖에 없습니다.

수돗물에는 세균 번식을 막기 위해 화학 약품인 염소鹽素가 포함
돼 있기 때문에 비타민 B₁을 비롯한 몇 가지 영양소를 파괴하며 암
을 유발한다는 이유로 정수기 물을 이용하고 있는 형편입니다.

건강을 위해 몸에 좋은 물을 마시려면 정수기에 관한 약간의 지
식이 필요합니다. 정수기는 크게 두 종류로 구분합니다. 모든 미네
랄과 오염 물질을 완벽하게 제거하는 역삼투압逆渗透壓 정수기와 미
네랄은 통과시키되 오염 물질만 제거하는 중공사막中空絲膜 정수기가
있습니다.

중공사막 정수기는 몸에 해로운 중금속도 다른 미네랄과 함께 통
과될 수 있으므로 정수기 물은 신중하게 선택하는 것이 좋습니다.
미네랄이 완전히 제거돼 산성화된 정수기의 물은 원래 화학 실험이
나 반도체 및 최첨단 공법의 공장에서 사용하는 순수純粹한 물, 즉
전기가 통하지 않는 순수한 증류수가 돼버립니다. 미네랄이 완전히
제거된 물을 마시면 인체에서 어떤 상황이 발생하는지를 예로 들어
설명하겠습니다.

물 분자는 단독으로 존재하는 것이 아니라 미네랄을 중심으로
뭉쳐 있는 작은 집단클러스터입니다. 물 분자는 미네랄을 중심으로 모
여들어 작은 물방울이 됩니다.

산속에서 길을 잃고 며칠 굶은 사람이 종류를 가리지 않고 눈에
보이는 대로 먹어치우듯이 역삼투압 정수기를 통과해 물 분자의

중심 역할을 하는 미네랄이 제거된 순수한 물도 배가 고파 닥치는 대로 인체에서 미네랄을 빼앗아 작은 집단을 형성하려고 합니다. 이러한 물을 마시면 인체에 미네랄을 공급해 주기는커녕 오히려 미네랄이 탈취당하게 되므로 계속 마시면 우리의 건강에도 빨간색 신호등이 켜지게 됩니다.

각 가정이나 사무실에 설치된 정수기가 '중공사막 정수기'인지, 미네랄을 완전히 제거하는 '역삼투압 정수기'인지는 제품의 설명서를 보면 알 수 있습니다.

이러한 이유로 가능하면 지방자치단체가 인정하는 약수터의 샘물이나 슈퍼마켓·인터넷 쇼핑몰에서 팔고 있는 생수를 사서 음용할 것을 권하는데, 여기에도 약간의 지식이 필요합니다. 인체의 체액혈액, 뇌척수액, 간질액은 약한 알칼리성수소이온농도 7.35~7.45이므로 가능하면 7.4~7.5의 물을 마시는 것이 좋습니다.

그런데 외국에서 수입하는 물에는 pH가 표시돼 있는 반면, 우리나라의 각종 생수에는 전혀 표시돼 있지 않습니다. 왜 표기하지 않는지를 알아보던 중 다행히 우리나라에도 해외로 수출하는 pH 7.5의 물이 존재한다는 것을 확인했습니다. 이 물은 인터넷 검색창에 '국제맛품평회에서 금상을 수상한 게르마늄 생수'를 입력하면 확인할 수 있습니다. 프랑스의 '에비앙'을 능가하는 세계적인 물이 우리나라에도 존재하고 있다는 것이 자랑스럽습니다.

_____ 치매 예방과 치유, 물이 최고의 약

명현 반응

평소 물을 즐겨 마시지 않는 사람이 갑자기 많은 양의 물과 적당량의 소금을 섭취하면 이상 반응이 나타나는데, 이를 흔히 명현 반응瞑眩反應 또는 호전 반응好轉反應이라고 합니다. 폭우가 쏟아져 갑자기 불어난 빗물이 폭포수처럼 흘러 개울물이나 시냇물로 합류하면 밑바닥의 찌꺼기가 뒤집히며 흙탕물을 일으키는 홍수와 같은 이치입니다.

명현 반응은 사람에 따라 어지러움, 두통, 메스꺼움, 구토, 소화 불량, 무른 대변, 설사, 알레르기성 피부염, 몸이 붓는 부종 현상 등이 나타나기도 합니다. 이러한 반응이 심하게 나타날수록 '그 동안 쌓여 있던 많은 쓰레기가 물에 휩쓸려 내려가는 중이구나' 하고 긍정적으로 여기며 물 마시기를 중단하지 않으면 반드시 좋은 결과가 나타납니다. 하지만 대부분의 사람은 명현 반응을 두려워하며 결국 중단합니다.

명현 반응이 나타나지 않게 하기 위해서 첫날은 500밀리리터만 마셔 보고 아무런 이상이 없으면 다음날 1리터, 그래도 이상이 없으면 1.5~2리터로 양을 늘려가는 것이 좋습니다. 마시는 도중에 반응이 약하게 나타나면 양을 반으로 줄였다가 조금씩 늘려 마시는 것도 한 가지 방법이 될 수 있습니다. 반응이 심한 경우는 물 마시기를 하루나 이틀 중단했다가 양을 조금씩 늘리면서 마시고, 한 모금씩 자주 마시다가 나중에는 규칙적으로 마시는 것이 좋습니다.

신장 장애, 심장 천식, 심장 비대증, 심부전증과 같은 순환기 계통의 질환은 물과 소금 부족 때문에 발생하는 것으로 밝혀졌지만, 물이 건강에 좋다고 해서 갑자기 많은 양의 물을 마시면 사람에 따라 명현 반응과 부작용이 발생할 수도 있으므로 의사와 상담한 후 마시는 양을 조금씩 늘려가는 것이 좋습니다.

소금과 함께 마셔야 하는 이유

다시 한 번 강조하지만 갑자기 많은 양의 물을 마실 때 소금 섭취를 소홀히해서는 안 됩니다. 세포 외부의 물, 즉 세포와 세포 사이의 간질액間質液은 나트륨이 붙들어 주는 역할을 하며, 세포 내부의 물은 칼륨이 붙들어 줘야 균형을 유지하기 때문입니다.

시중에서 판매하는 소금은 크게 인체에 필요한 모든 미네랄이 포함된 '천연소금', 공업용 소금으로 생산된 '정제염'으로 나눌 수 있습니다. 세포 안팎의 물 보유량은 나트륨과 칼륨의 균형에 따라 조정되므로 미네랄이 무엇보다 중요합니다. 정제염精製鹽은 나트륨과 염소만 남기고 칼륨을 비롯해 모든 미네랄이 완벽하게 제거돼 건강에 도움이 되기는커녕 오히려 건강을 해치기 때문에 소금 선택이 무엇보다 중요합니다. 소금이라고 해서 모두 건강에 좋은 것이 아니라는 점을 기억해야 합니다.

소금을 섭취할 때 가능하면 외국에서 수입한 소금보다 국내에서 생산한 볶은 천일염이나 죽염을 선택하는 것이 좋습니다. 우리나라에서 생산한 천일염은 제일 비싸기로 소문난 프랑스의 소금보다 더 많은 미네랄이 포함돼 있어서 외국으로 수출하고 있습니다.

요즘은 천연소금인 천일염도 바닷물 오염으로 공해 물질이 포함돼 있다는 뉴스가 보도되면서 저는 주로 음식에는 '볶은 천일염', 마시는 물에는 '죽염'을 혼합해 섭취하고 있습니다. 죽염은 독소 물질이 제거된 알칼리성이므로 다량10~30그램 섭취해도 부작용이 없습니다. 미국 하버드대학교와 중국의 유명 기관에서도 죽염과 관련된 세미나 및 논문 발표가 잇따르고 있습니다. 국내에서는 죽염을 논문의 주제로 삼아 박사 학위를 수여받은 학자도 여럿 있을 정도로 안전성이 보장된 소금입니다.[10]

죽염이 안전하다는 것은 간단한 실험을 통해 알 수 있는데, 시들어가는 화초에 소금을 녹인 물을 주면 죽어버리지만, 적당량의 죽염을 탄 물을 주면 싱싱하게 되살아납니다.

---

10 자세한 내용은 인터넷 검색창에 '죽염 관련 논문'을 입력하면 확인할 수 있음.

8

치매의 보약,
반신욕의 효과와 주의사항

치매나 파킨슨병 환자의 손을 잡아 보면 너무나 차가운 촉감과 핏기 없는 회색빛의 손등을 보고 놀랍니다. 이는 체온과 혈액 순환에 문제가 발생했다는 것을 알려 주는 신호입니다. 노인이 돼 나이가 들수록 체온이 낮아지고 혈액 순환 장애가 발생하는 것은 흔한 증상이지만, 치매 환자에게는 더 심하게 나타나는 경향이 있습니다.

제가 이보다 더욱 놀란 것은 '애기를 갖고 싶어 하는 사람이 자주 목욕을 해 몸을 따뜻하게 하자 금세 임신했다', '염증상처, 피부염, 폐렴, 위염, 장염, 간염으로 고생하던 사람과 알츠하이머 치매나 파킨슨병의 초기 증상을 보이는 사람에게 목욕을 자주 하도록 권했더니 쉽게 좋아졌다'라는 정보를 접했을 때였습니다.

목욕을 자주 하면 혈액 순환이 잘되고 체온이 상승한다는 것은 널리 알려진 사실이지만, 왜 알츠하이머 치매와 파킨슨병 환자에게도 효과가 있는지 궁금해 체온 상승과 관련된 각종 문헌을 참조·분석한 결과, 대부분의 질병은 낮은 체온과 세포 내부의 단백질 변형·변성이 결정적인 역할을 한다는 것을 알게 됐습니다. 즉, 세포 안쪽의 변형·변성된 불량품 단백질도 체온을 높여 주면 원래의 모습으로 되돌아가 제역할을 하게 되는 것입니다.

섭씨 41~42도의 목욕물이 폐기 처분 직전의 불량품 단백질을 재생시키는 도우미 역할을 한다는 사실을 밝힌 학자는 일본의 이토 요오코, 미즈시마 도오루 교수입니다. 이들은 "인류의 건강을 위해 이보다 더 획기적인 발견이 어디 있는가?"라고 하면서 자신들이 노벨상 수상자가 돼야 한다고 주장하는 학자들입니다.

미즈시마 교수는 2012년 『열충격단백질과 분자 샤페론』에서 "알츠하이머 치매와 파킨슨병을 치료하려면 열충격단백질HSP로 뇌 속의 변성된 단백질을 원래의 상태로 되돌려야 한다"라고 하면서 섭씨 42도의 물로 자주 목욕할 것을 권장하고 있습니다.

치매와 파킨슨병의 근본적인 치료에 도움을 준다는 열충격단백질이 무엇인지 알기 위해서는 먼저 유전자 정보가 담겨 있는 DNA 구조부터 살펴봐야 합니다. 세포 내부 핵 속에 자리잡고 있는 DNA 2중 나선형은 원래 오른쪽 방향으로 휘감겨 있습니다. 새로운 세포는 엄마 세포에게서 모든 정보를 물려받아 엄마 세포와 똑같은 역할을 하게 되지만, 세포 내부에 물이 부족해 산성화되면 유전자 정보가 수록된 DNA가 손상되거나 왼쪽 방향으로 휘감겨 변형됩니다.

오른쪽 방향으로만 휘감겨 있어야 하는 2중 나선형 구조가 반대 방향인 왼쪽으로 휘감겨 있는 것은 엄청난 배신 행위입니다. 목적지를 향해 고속으로 달리던 자동차가 핸들 고장으로 중앙선을 넘어가면 달려오는 자동차와 충돌해 대형 사고를 일으키듯이 변형된 DNA도 고장 난 자동차의 핸들처럼 엉뚱한 방향으로 작용하게 됩니다.

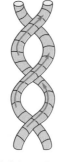 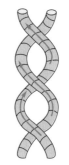

정상적인 DNA 구조   물 부족으로 변형된
DNA 구조

정상적인 DNA와 변형된 DNA

손상되거나 변형된 DNA는 정상적인 조직이 아닌 돌연변이 조직이기 때문에 비정상적인 단백질, 즉 규격과 품질이 엉망인 불량품 단백질을 만들어 낼 수밖에 없습니다. 품질 불량 단백질은 인체를 형성하는 재료로 활용할 수 없으므로 쓰레기가 돼 질병을 일으킵니다. 붕어빵을 굽는 빵틀이 변형되거나 손상되면 찌그러진 붕어빵만

_____ 치매 예방과 치유, 물이 최고의 약

구워지듯이 불량품 DNA로 생성되는 불량품 단백질은 모두 쓰레기가 되는 것입니다. 이러한 쓰레기도 뇌 내부에서 제대로 처리되면 치매가 발생하지 않지만, 차곡차곡 쌓여 독소를 만들어 내면 뇌신경 세포가 파괴돼 치매를 일으킵니다.

기술자가 변형되거나 찌그러진 빵틀을 고치면 정상적인 모양의 빵을 구워 낼 수 있듯이 불량품 DNA도 기술자가 나타나 수리하면 원래의 상태로 복구돼 정상적인 단백질을 만들어 냅니다. 인체에도 불량품 DNA와 헝클어진 단백질만 전문으로 수리하는 기술자단백질가 있습니다. 이 물질은 인체에 충격을 줄 정도의 섭씨 41~42도의 열이 순식간에 가해지면 갑자기 나타나 수리하고 임무가 끝나면 조용히 사라집니다.

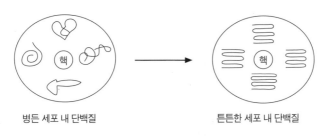

병든 세포 내 단백질   튼튼한 세포 내 단백질

HSP가 변성·변형된 단백질을 수리·복구함

이는 열Heat 충격Shock이 있을 때만 나타나는 단백질Protein이라고 해서 열충격단백질Heat Shock Protein이라고 하는데, 흔히 'HSP'로 표기합니다. 앞의 그림처럼 열충격단백질의 주된 임무는 불량 상태의

단백질이나 DNA를 수리·복구해 원래의 상태로 회복시키는 것이므로 치매와 암을 비롯해 각종 질병의 예방과 치유에 반드시 필요합니다.

이처럼 뇌 질환의 예방과 치유에 도움을 주는 열충격단백질은 높은 온도에서 생성되는 것이 아니라 갑자기 온도가 상승하는 충격으로 생성되는 물질입니다. 예를 들어, 섭씨 20도의 상온에서 생활하던 사람이 갑자기 42도의 목욕물에 잠기면, 22도라는 온도 차이로 생긴 지나친 충격으로 평소보다 많은 양의 열충격단백질이 생성됩니다. 건강 도우미 역할을 하는 열충격단백질을 많이 생성되게 하는 요령은 '온도 차이'를 활용하는 것입니다.

열충격단백질을 생성하는 목욕법

열충격단백질을 가장 많이 생성하는 방법은 반신욕, 소금 찜질방, 원적외선 사우나를 이용하는 것인데, 일반인이 가장 손쉽게 할 수 있는 방법은 '반신욕'입니다. 반신욕을 할 때 40도 미만의 미지근한 물로는 열충격단백질이 생성되지 않으므로 대중목욕탕이든, 개인 목욕탕이든 목욕물은 반드시 41~42도가 되도록 해야 합니다.

목욕물로 체온이 2도 정도 높아지면 서서히 땀이 나기 시작하면서 몸속에서는 열충격단백질이 생성되는데, 시간은 20분이면 충분합니다. 뜨거운 물속에 너무 오래 있으면 오히려 지치게 되므로 20분 정도에 멈추는 것이 바람직합니다. 뜨거운 물속에 20분간 앉아 있는 것도 쉬운 일은 아니지만, 음악을 듣거나 긍정적인 생각을 하고 있으면 20분도 짧게 느낄 수 있습니다.[11]

건강한 사람은 반신욕을 할 때 41~42도의 물에 들어가도 아무렇지 않지만, 평소 몸이 차갑거나 질병이 있는 사람은 엄청나게 뜨거워 1~2분도 견디지 못하고 뛰쳐나오며, 때로는 충격으로 사망하는 수도 있으므로 주의해야 합니다. 처음으로 42도의 뜨거운 물로 반신욕을 할 때는 점차 시간을 늘리는 것이 좋습니다. 처음에는 2분, 잠시 쉬었다가 5분, 10분, 20분으로 늘리고, 20분이 너무 힘들면 10분 정도 하고 1분 정도 쉬었다가 또 10분을 하는 방법도 있습니다.

반신욕할 때 주의할 점

반신욕, 소금찜질방, 원적외선 사우나가 건강에 좋다고 무리하게 하다가 오히려 건강을 해친 사람도 있으니 주의해야 합니다. 엄청나게 높은 온도의 불가마 찜질, 즉 너무 뜨거워 거적이나 모포 등을 뒤집어쓰고 하는 찜질은 신체에 너무 강한 스트레스를 주어 역효과가 나타납니다. 특히 발에 괴저가 발생한 당뇨병 환자는 담당 의사와 상담한 후에 하는 것이 바람직합니다.

건강에 좋다고 해서 매일 섭씨 41~42도의 물로 반신욕을 하면

---

11 대중목욕탕의 사우나와 원적외선 사우나는 몸에 미치는 영향이 다르므로 가능하면 목욕물로 하는 반신욕을 권함.

내성이 생겨 열충격단백질이 생성되지 않으므로 반신욕을 할 때 주의해야 할 점은 다음과 같습니다.

- 물의 온도는 섭씨 41~42도가 적당하지만 평소에는 39도의 물로 하고, 41~42도의 반신욕은 4~5일 간격으로 한다.
- 미리 500밀리리터의 소금물을 마신다.
- 몸이 명치 부분까지 물에 잠기도록 한다.
- 땀이 날 때까지 하되, 15~20분 정도가 좋다.
- 어깨와 목덜미에 타월을 얹어 차가운 공기를 차단한다.
- 목욕물에 천연소금을 많이 넣으면 노폐물 배출에 도움이 된다.
- 반신욕 후 욕실에서 몸을 씻거나 머리를 감은 후 즉시 옷을 입어 보온한다.
- 보온할 때 미지근한 물이나 따뜻한 차로 갈증을 해소하되, 차가운 음료는 절대 금물이다.

반신욕으로 땀이 흐르는 것은 몸속의 체온이 39도로 올라간 증거이므로 끝난 후에는 반드시 보온을 해야 합니다. 체온이 39도로 올라간 상태에서 차가운 맥주나 청량음료를 마시면 입에서는 시원함을 느끼지만, 신체는 엄청난 스트레스를 받으므로 절대로 마시면 안 됩니다. 차라리 반신욕을 하지 않는 것이 좋습니다.

반신욕 효과는 3~4일 정도 유지되므로 건강한 사람이라면 1주일에 한두 번만 해도 됩니다. 특히 스포츠 경기, 소풍, 야외에서 햇볕을 받으며 일을 할 경우에는 이틀 전에 반신욕을 하면 경기력이 향상되고, 햇볕에 그을려도 빨리 회복할 수 있습니다. 여름철 뜨거운 햇볕에 자외선 차단제를 바르지 않고 30분 정도 노출시키면 '슈퍼 비타민 D'가 생성돼 건강에 이롭지만, 장시간 노출되면 자외선의 영향으로 피부에 문제가 발생해 주름이나 기미가 많이 생깁니다. 이때에도 이틀 전에 열충격단백질이 생성되는 반신욕을 하는 것이 좋습니다.

최근 주변 지인들에게 심각한 신장 장애와 심장 질환이 없다면, 코로나19 백신주사를 맞기 1주일 전부터 죽염이나 섭씨 800도로 구운 볶은 소금을 탄 물을 매일 1.8리터 이상 섭취하며 이틀 전에는 반신욕을 하고, 백신을 맞은 날에는 물에 젖은 맨땅이나 바닷가의 모래사장을 맨발로 걷도록 권했습니다. 제 조언대로 한 지인들은 특별한 백신 후유증 없이 가볍게 지나갔다는 이야기를 전해 들었습니다.

저의 지인 중 99세2022년 현재의 한 노인은 반신욕을 좋아해 1주일에 한두 번씩 하는데, 얼굴에 갈색 반점과 검버섯 없이 피부가 깨끗하고, 아직도 왕성하게 활동하고 있습니다. 반신욕은 아무리 강조해도 결코 지나치지 않는 최고의 건강법이므로 남녀노소 모두 적극 활용해 질병 없는 건강한 가정을 만드시길 바랍니다.

'두 다리는 2명의 의사'라는 서양 속담이 있습니다. 실제로 왼쪽 다리는 혈액 순환을 책임지는 '내과 의사', 오른쪽 다리는 뇌 건강을 책임지는 '뇌신경 외과 의사'의 역할을 합니다. 맨발로 많이 걸을수록 몸에 축적된 정전기가 빠져나가며 혈액 순환이 원활해져 뇌가 건강해집니다.

5부

운동,
치매 예방과
치유의 지름길

1.
나이가 들어도 생성되는 뇌신경 세포

신체의 장기는 모두 세포로 구성돼 있습니다. 신체는 수명이 다 된 세포는 죽어 없어지고 새로운 세포로 교체되는 신진대사 활동이 끊임없이 반복되고 있는 참으로 신비로운 조직입니다. 주요 장기의 세포 수명은 다음과 같습니다.

◀ 주요 장기의 세포 수명 ▶

소장 세포	1~3일	피부 세포	14~28일
위장 세포	4일	골수 세포	28일
위장 전체 세포	5~7일	간 세포	42~56일
입 안 점막	7~10일	근육 세포	60일
혈액의 혈소판	10일	적혈구	100~120일
대장 세포	14일	신장, 뇌 세포	1년
심장 세포	21일	뼈 세포	90일

※모든 뼈와 접속 조직은 7년마다 새로운 것으로 교체됨

위와 같이 신체의 모든 세포는 끊임없이 신진대사에 따라 교체되고 있는데도 뇌신경 세포는 특별한 존재로 일단 형성됐다가 파괴돼 죽으면 다시는 새로운 세포가 생겨나지 않는 것으로 알려져 있습니다. 그래서 '치매는 한 번 걸리면 치유되지 않는다'라는 것이 100년 넘게 정설로 받아들여져 치매 환자와 가족이 스스로 치유에 힘쓰지 않고 사망하는 날까지 약물에만 의존하며 자포자기하는 경우가 많습니다.

하지만 최근 기억을 담당하는 뇌의 신경 세포에도 줄기세포가 존재해 나이가 들어도 신진대사에 따라 새로 생성되며, 환경에 따라 감소하거나 생성되기도 한다는 사실이 알려졌습니다. 어린 시절 주변 사람의 사랑을 받으면서 성장하면 뇌의 세포가 풍부하게 생성되지만, 부모의 학대나 불우한 환경에서 자란 아이에게는 제대로 생성되지 않는다는 것입니다. 또한 스트레스, 수면 부족, 우울증, 영양 부족 등이 지속되면 꾸준히 감소해 치매로 진행되기도 합니다.

의학 전문지인 「NATURE MEDICINE」에는 뇌신경 세포는 꾸준히 운동을 하면 노인이 돼도 여전히 생성된다는 스페인 마드리드대학교의 연구 결과가 실렸습니다. 연구팀은 "불의의 사고로 사망한 43~87세의 13명의 뇌를 적출해 해마를 조사했더니 87세 노인의 뇌에서도 계속 성장 중인 뇌신경 세포가 발견됐다"라고 밝혔습니다.

이제까지는 '뇌신경 세포가 어린 시절에 형성되기 시작해 성인이

되면 더는 생성되지 않는다'라는 것이 정설이었는데, 마드리드대학
교 연구팀이 기존의 정설을 뒤엎은 것입니다. 따라서 기존의 학설
을 믿고 치료제에만 의존할 것이 아니라 운동을 하면 재생된다는
희망을 갖고 열심히 몸을 움직이는 것이 무엇보다 중요합니다.

2.
책, 소리 내 읽기

외국어를 공부할 때 소리 내 읽으면 단어가 빨리 외워지는 경험을 한 적이 있을 겁니다. 한글로 된 글을 읽을 때도 눈으로 읽는 것보다는 소리 내 읽으면 전체 내용을 제대로 파악할 수 있는데, 그 이유는 낭독할 때 주의력이 높아지면서 읽다가 빠뜨릴 수 있는 문장도 지나치지 않고 기억할 수 있기 때문입니다. 또한 주의를 집중해 소리 내 읽으면 눈으로 보고, 성대를 울려서 입으로 소리를 내고, 귀로 듣고, 뇌로 전달되는 과정에서 뇌 전체의 신경 세포가 활발하게 작용하므로 치매 예방과 치유에 도움이 됩니다.

다음 그림에서 알 수 있듯이 소리 내 읽는 낭독朗讀일 때는 뇌 전체가 활발하게 움직이지만, 조용히 눈으로만 읽는 묵독默讀일 때는 뇌의 움직임이 거의 없다는 것을 확인할 수 있습니다.

_____ 치매 예방과 치유, 물이 최고의 약

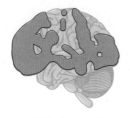
낭독할 때 뇌의 반응

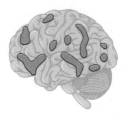
묵독할 때 뇌의 반응

낭독과 묵독의 차이

2018년 홍콩의 노인보건센터에서 1만 5,582명을 대상으로 7년 동안 독서가 노인의 인지력에 미치는 영향을 조사한 결과 "노년기에도 지적 활동에 적극적으로 참여하면 노인의 치매를 지연시키거나 예방하는 데 도움이 됐다"라고 발표했습니다. 2020년 미국 캠브리지대학교 연구팀도 64세 이상의 노인 1,962명을 대상으로 한 14년간 추적 조사한 결과 "빈번한 독서 활동은 장기적으로 모든 노인의 인지 능력 저하 위험이 감소됐다"라고 발표했습니다.

기타 여러 연구 기관의 실험 결과에서도 '책을 소리 내 읽으면 새로운 뇌신경 세포가 생성된다'라는 것을 알 수 있습니다. 노년기의 왕성한 독서 활동은 치매 예방과 개선에 많은 도움을 준다고 해서 국내에서도 최근 노인을 대상으로 '책 읽어 드리기' 운동이 전개되고 있지만, 본인이 직접 소리 내 읽는 것보다 더 좋은 방법은 없습니다.

'책 속에 길이 있다', '사람은 책을 만들고, 책은 사람을 만든다'라는 말이 있습니다. 책을 소리 내어 읽으면 치매 예방과 개선에 많은 도움이 되므로 책은 노후의 삶을 더욱 풍요롭고 행복하게 한다는 사실을 덧붙여 강조하고 싶습니다.

한자 공부, 두뇌 회전이 빨라짐

2000년 11월 일본에서 발행한 『유아는 한자로 천재가 된다幼児は漢字で天才になる』에서 한자가 두뇌 회전을 빠르게 한다는 실험 결과를 확인할 수 있는데, 내용은 다음과 같습니다.

일본도로공단日本道路公團에서 도로 표지판을 제작하기 위해 일본의 고유 글자인 히라가나로 표기한 'とうきょう도쿄', 영어 알파벳으로 표기한 'TOKYO', 한자로 표기한 '東京', 3종류의 표지판을 만들어 어느 것이 가장 빨리 인식되는지 실험을 했습니다.

결과는 히라가나로 표기한 'とうきょう도쿄'를 인식하는 데는 0.7초, 영어 알파벳으로 표기한 'TOKYO'는 1.5초인데 비해 한자로 표기한 '東京'는 0.06초밖에 걸리지 않아 동일한 지명이라도 한자 표기가 일본의 고유 글자인 히라가나보다 10배 이상 빨리 인식했습니다.

결과를 토대로 일본 도로 표지판 대부분이 한자로 바뀌었으며, 현재는 노인을 위한 치매 예방 차원에서 한자를 이용한 각종 게임

_____ 치매 예방과 치유, 물이 최고의 약

과 교재가 개발돼 좋은 반응을 얻고 있습니다. 두뇌 회전이 10배 이상 빨라지는 한자를 다시 한 번 공부하는 것도 치매 예방을 위한 바람직한 방법 중 하나입니다.

3.
맨발 걷기 운동

대부분의 사람은 '운동은 건강에 좋은 것이다'라고 여기며 짬이 나면 열심히 운동을 하고 있지만, 모든 운동이 뇌 건강에 좋은 것은 아닙니다. 강도 높은 운동은 활성 산소를 많이 발생시켜 오히려 뇌 건강을 해칩니다. 치매 예방과 치유에 가장 좋은 것은 '걷기 운동'입니다.

걷기 운동을 꾸준히 실천해 장수한 인물로는 1995년 104세로 사망한 로즈 케네디Rose Kennedy 여사를 들 수 있습니다. 로즈 여사는 미국의 제35대 대통령 존 F. 케네디의 어머니로, 평생 매일 4~5마일6.4~8킬로미터을 걸은 것으로 유명합니다.

걷기 운동을 하면 뇌신경 세포가 새로 생성된다는 사실이 2011년 미국 일리노이대학교 저스틴 로즈 박사 연구팀의 실험으로 밝혀졌습니다. 이 연구팀이 생활습관과 환경이 다른 쥐를 네 그룹으로

_____ 치매 예방과 치유, 물이 최고의 약

나눠 실험한 결과, 운동을 많이 한 그룹은 가만히 앉아 있던 그룹에 비해 기억을 담당하는 해마에 새로운 신경 세포가 2배 가까이 많다는 것을 발견했습니다. 이러한 사실에 고무된 연구팀은 120명의 연로한 남녀를 두 그룹으로 나눠 한 그룹은 걷기 운동을 하고, 다른 그룹은 스트레칭을 시행했습니다. 결과는 걷기 운동을 한 그룹은 1년 동안 해마가 커진 반면, 스트레칭을 한 그룹은 뇌의 부피가 정상적으로 작아졌고, 인지 능력 검사에서도 뒤처졌습니다.

걷기 운동을 할 때는 가능하면 맨발을 권합니다. 맨발로 걸으면 특히 치매 예방과 치유에 도움이 되는데, 발가락 끝부분에 분포돼 있는 신경이 뇌신경과 직결돼 있어 뇌를 자극하기 때문입니다. 이러한 학설을 뒷받침하는 사례로는 2019년 11월 12일 케이블방송에 보도된 '95세 맨발 엄마'를 들 수 있습니다. 경북 봉화군 명호면에 사시는 이 할머니가 치매 걱정 없이 건강하게 생활하는 모습을 확인하려면 인터넷 검색창에 '95세 맨발 엄마'를 입력하면 됩니다.

맨발 걷기는 코로나19 예방과 치유에도 뚜렷한 효과가 있는데, 인터넷 검색창에 '맨발 걷기, 코로나 예방 치유에 효과 있다'를 입력하면 2021년 5월 11일 동아일보의 기사를 볼 수 있습니다. 그 내용은 다음과 같습니다.

"이라크 바스라대학교 의과대학 교수인 하이더 압둘-라디프 무사는 2020년 5월부터 11월까지 코로나19에 감염된 32~88

세의 환자 59명을 대상으로 접지接地, Earthing 효과를 실험했다. 중증 환자 20명, 중등도 28명, 경증 11명을 맨발로 땅을 걷게 하거나 건물의 접지 시스템을 통해 하루 15분에서 최대 3시간 동안 땅과 접촉한 결과는 너무나 뜻밖이었다. 코로나19 환자의 특징인 발열, 호흡곤란, 기침, 두통, 가슴 통증, 미각과 후각 상실, 식욕부진 등이 환자에 따라 1~3일 만에 사라졌다."

"56세의 환자는 1주일 동안 온갖 약물 치료로도 증상이 전혀 개선되지 않았는데 하루 3시간씩 접지를 한 결과 3일째 완전히 회복됐다."

"한 65세의 여성은 심각한 호흡곤란이 있었는데, 하루 40분 접지한 후 간헐적 산소 공급 상태로 개선됐다."

"75세의 중증 환자는 심각한 호흡곤란을 호소해 접지를 권유했지만 거부했고, 2주차에 저산소혈증으로 사망했다."

맨발 걷기 운동이 코로나19 예방에도 효과가 있다는 것은 "코로나19가 유행하기 이전부터 맨발 걷기를 즐기던 6명은 코로나 확진 환자와 접촉해 감염됐지만 경미하거나 약간의 통증을 느낀 정도에 그쳤다. 반면, 이들 가족은 모두 심각하게 감염됐다"라는 신문 기사로도 확인할 수 있습니다.

충분한 양의 물과 적당량의 소금을 섭취하면서 물기가 있는 촉촉한 땅을 걷는 맨발 걷기 운동은 치매 및 코로나19의 예방과 치유는 물론, 몸에 축적된 정전기가 빠져나가기 때문에 혈액 순환 장애, 소화기 계통의 질환, 아토피성 피부염, 각종 암, 당뇨병 치유 등에 효과가 있다는 것이 속속 발표되고 있습니다.

몸의 정전기가 빠져나가는 맨발 걷기가 건강에 좋다는 것을 확인한 저는 날씨가 좋으면 아내와 함께 매일 90분 정도 걷기 운동을 하고, 가능하면 30분 정도는 촉촉한 땅을 맨발로 걷습니다. 1주일에 하루나 이틀 바닷가의 모래사장에서 넘실거리는 바닷물을 밟으며 걸을 때는 말로 표현할 수 없는 상쾌한 기분을 느끼고 밤에는 누가 업어 가도 모를 정도로 깊은 잠을 자곤 합니다.

걷기 운동은 언제 어디서든 마음만 먹으면 쉽게 할 수 있지만, 요즘은 시골 구석구석까지 모든 길이 포장돼 있어 흙길을 걷는 것은 쉬운 일이 아닙니다. 주말을 이용해 산이나 바다로 나가 촉촉하게 젖은 흙길이나 바닷물이 넘실거리는 모래사장의 상쾌한 촉감을 맨발로 느끼면서 걸어보는 것은 어떨까요? 요즘은 맨발 걷기 운동을 적극적으로 추진하는 지방자치단체도 있습니다. 인터넷 검색창에 '맨발 걷기 장소'를 입력해 확인해 보시기 바랍니다.

4.
치매 예방 프로그램

21세기 최첨단 영양학을 공부하고 건강 서적 800여 권을 독파한 결과를 '치매 예방 프로그램'으로 활용할 수 있도록 다음과 같이 34가지를 정리했습니다.

사람마다 생활환경과 사고방식이 다르므로 일률적으로 적용할 수는 없지만 보편적으로 적용할 수 있는 사항들입니다. 치매 예방과 함께 건전한 정신 및 육체 건강을 유지하는 데 도움이 되는 '치매 예방 프로그램'의 실천을 적극 권합니다.

첫 번째 ▶ **스트레스가 쌓이지 않게 한다**

- 남을 미워하지 않는다.
- 고민거리를 만들지 않는다.
- 항상 긍정적으로 생각한다.

- 남에게 친절하게 행동한다.

- 남을 칭찬하는 사람이 된다.

- 친구들과 자주 만나 대화한다.

- 매사에 의욕을 갖고 살아간다.

- 음악을 듣거나 노래를 부른다.

- 2가지 이상 취미생활을 한다.

- 행복은 남에게 베푸는 데서 온다.

- 책을 소리 내 읽거나 글을 써 본다.

두 번째 ▶ 몸에 좋은 음식을 섭취한다

- 아침은 밥 대신 채소주스를 마신다.

- 생수를 하루에 아홉 잔 이상 마신다.

- 카페인과 청량음료는 마시지 않는다.

- 담배는 뇌에 염증을 일으키므로 끊는다.

- 술은 뇌세포를 녹이므로 한 잔만 마신다.

- 뇌에 좋은 생들기름으로 반찬을 조리한다.

- 불에 익힌 음식보다는 날것을 즐겨 먹는다.

- 발효식품인 간장, 된장, 청국장을 애용한다.

- 변비 예방을 위해 과일과 채소를 즐겨 먹는다.

- 영양이 풍부한 현미밥이나 잡곡밥을 즐겨 먹는다.

- 피를 탁하게 만드는 가공식품, 밀가루 음식, 우유, 고기를 멀리한다.

• 피를 맑게 하는 미네랄이 풍부한 천연소금, 해산물, 견과류를 즐겨 먹는다.

세 번째 ▶ 예방이 가장 좋은 방법이다

• 적정 체중을 유지한다.

• 당뇨병 예방에 힘쓴다.

• 매일 걷기 운동을 한다.

• 일찍 자고 일찍 일어난다.

• 20분 이내의 낮잠을 잔다.

• 체온을 36.5~37도로 유지한다.

• 1주일에 2회 41~42도의 물로 반신욕을 한다.

• 치주염 예방을 위해 양치질은 소금물로 한다.

• 맨발로 촉촉한 땅이나 바닷가를 자주 걷는다.

• 흐르는 수돗물로 손을 자주 씻어 몸의 정전기를 없앤다.

• 뇌를 보호하기 위해 휴대폰은 스피커폰이나 이어폰으로 말한다.

앞서 말한 34가지 중에서

첫 번째로, 오늘부터 할 수 있는 것,

두 번째로, 1주일 이내로 할 수 있는 것,

세 번째로, 1개월 이내로 가능한 것과 불가능한 것을 확인하고,

실천이 가능한 것부터 차근차근해 보시기 바랍니다. 치매 발생 위험도가 가장 높은 것은 치주염, 비만, 당뇨병입니다. 이들은 앞서거니 뒤서거니 하며 '치매'라는 목표를 향해 함께 달리는 떼려야 뗄 수 없는 관계입니다. 따라서 지금까지의 패스트푸드나 가공식품 위주의 식생활에서 슬로푸드인 집밥이나 자연 건강식으로 바꾸고, 특히 적정 체중 유지, 당뇨병 및 치주염의 예방과 치유를 꾸준히 실천해야 노후에 치매 걱정 없이 존중받으며 품위 있는 생활을 즐길 수 있다는 것을 기억하시기 바랍니다.

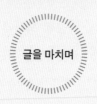

제가 이 책을 집필하게 된 이유는 다음과 같습니다.

첫째, 이유는 수많은 노인이 나이가 들수록 치매로 인해 삶의 질이 형편 없는 수준으로 떨어져 비참한 생활을 하는 것을 보고 '치매는 암보다 무섭다'라는 것을 알리기 위해서입니다. 더욱이 치매와 파킨슨병은 주로 노인에게만 발생하는 것으로 알려져 있었는데, 최근에는 30대 이하에서도 발생해 개인은 물론 사회적·국가적으로 엄청난 인적 손실과 비용 부담을 안겨 주고 있습니다. 특히 젊은 나이에 치매가 발생하면 사회적으로 한창 일해야 할 나이에 직장을 그만 둬야 할 뿐 아니라 정부로부터 지원책이 마련돼 있지 않아 모든 비용을 개인이 부담해야 하는 상황입니다.

둘째, '치매와 파킨슨병은 물과 소금을 제대로 활용하면 누구나 예방할 수 있는 질환'이라는 점을 많은 분들과 함께 공유하기 위해서입니다. 쭈글쭈글한 건포도, 냉장고에 오래 보관해 시들시들한 채소, 밥솥 안 누룽지의 공통점은 수분이 증발한 결과물이지만, 다시 물에 담가 두면 언제 그랬냐는 듯이 탱글탱글해집니다. 수분이 부족해 쪼그라드는 인간의 뇌도 충분한 양의 몸에 좋은 물과 소금이 공급되면 원래의 기능이 회복된다는 것을 알게 됐을 때의 기쁨은 말로 표현할 수 없을 정도였습니다.

셋째, 제가 그 동안 『건강서적 100권 한 번에 읽기』, 『비만, 왜 만병의 근원인가』, 『당뇨병 걱정 없이 건강하게 사는 법』과 건강 강좌를 통해 수많은 분에게 최신 정보를 제공해 드렸는데도 이를 실생활에 적용해 건강해진 경우는 극소수에 불과했기 때문입니다. '9988 스마일클럽 건강강좌'에 참석했던 분들조차도 제가 알려 드린 것과는 전혀 다른 식생활을 하고 있었습니다. 특히 치매를 유발하는 음식을 탐하는 모습을 보고 참으로 당황스럽고 속상했습니다.

특히 가족의 건강을 책임지고 있는 여성분들은 알츠하이머 치매가 남성보다 여성에게 많이 발생하는 질환이라는 것을 기억하고, 노년기에 물 마시기를 소홀히해서는 안 됩니다. 저의 모친은 96세까지 치매 없이 살다가 돌아가셨는데, 외출할 때는 항상 물병부터 먼저 챙기셨습니다. 저와 아내 역시 집에서는 1.8리터의 생수병에 죽염을 타서 마시고, 외출할 때는 언제나 죽염을 챙겨가지고 다니면서 물만 있으면 언제, 어디서든 먹습니다.

그리고 이 책에 수록한 내용은 처방전이 아니라 참고용의 정보이므로 심각한 심장 질환이나 신부전증이 없는 분들이 활용하시기 바랍니다.

최근 전 세계적으로 코로나19가 유행하고 있습니다. 악성 감염병이 창궐하는 암울한 시대를 살아가는 데는 면역력 향상이 무엇보다 중요합니다. 면역력 향상과 치매 예방에 관심이 있는 분은 『건강서적 100권 한 번에 읽기』를 통해 식생활 변경을 어떻게 해야 좋은

지를 알아보고, 네이버 블로그 검색창에서 '9988 스마일클럽'을 검색해 '효소 이야기'를 꼭 읽어보시기 바랍니다. 또한 충분한 양의 물과 적당량의 소금 섭취로 치매와 파킨슨병을 비롯해 각종 질병이 치유되거나 개선된 사례에 대한 경험담과 예방법을 듣기 원하는 단체는 저에게 연락주시기 바랍니다. ja8239@naver.com

    이 책을 집필하면서 누구나 쉽게 이해할 수 있도록 저술하려고 노력했지만 부족한 점이 있을 것이라 생각합니다. 이 책을 끝까지 읽어 주신 모든 분께 감사드립니다.

2022년 봄

김영진

■ 참고 문헌

• 《건강 서적 100권 한번에 읽기》, 김영진, 성안당, 2018
• 《당뇨병 걱정 없이 건강하게 사는 법》, 김영진, 성안당, 2019
• 《비만, 왜 만병의 근원인가》, 김영진, 성안당, 2019
• 《소금과 물, 우리 몸이 원한다》, 박의규, 지식과 감성, 2016
• 《소금, 오해를 풀면 건강이 보인다》, 윤태호, 행복나무, 2020
• 《소금의 진실(The Salt Fix)》, 제임스 디니콜란토니오, 박시우 역, 하늘소금, 2019
• 《인체 생리학 제7판》, Dee Unglaub Silverthorn, 고영규 역, ㈜라이프사이언스, 2021
• 《죽염요법》, 김윤세, ㈜인산가, 2019
• 《죽염은 과학이다》, 박시우, 하늘소금, 2018

• 《Become Younger》, Norman W. Walk, Norwalk Press, 1949
• 《BRAIN MAKER》, David Perlmutter, Kristin Loberg, LITTLE, BROWN AND COMPANY, 2015
• 《COLON HEALTH》, Norman W. Walk, Norwalk Press, 1979
• 《EARL MINDELL'S VITAMIN BIBLE》, Earl Mindell, Scribner, 1981
• 《EARTHING》, Clinton Ober, Basic Health Publications, Inc. 2014
• 《FAT CHANCE》, Robert H. Lustig, Fourth Estate Ltd, 2014
• 《FOOD ENZYMES FOR HEALTH AND LONGEVITY》, Edward Howell, Lotus Press, 1994
• 《Fresh Vegetable and Fruit Juices》, Norman W. Walk, Norwalk Press, 1970
• 《GRAIN BRAIN》, David Perlmutter, Kristin Loberg, Little, Brown and Company, 2013
• 《HOW NOT TO DIE》, Michael Greger, Gene Stone, Pan Books, 2015
• 《Obesity, Cancer, Depression》, F.Batmanghelidj, Global Health Solutions, Inc. 2005

- 《Pure & Simple Natural Weight Control》, Norman W. Walk, Norwalk Press, 1981
- 《SALT : A WORLD HISTORY》, Mark Kuralansky, Penguin Books, 2003
- 《Text Books of Nutrition Therapy Institute》, 2017
- 《The China Study》, T. Collin Campbell, Thomas M. Campbell, BenBella Books, 2004
- 《The End of Alzheimer's》, Dale E. Bredesen, Independently published, 2019
- 《Your Body's Many Cries For WATER》, F.Batmanghelidj, Global Health Solutions, Inc, 2008
- 《Water Can Undermine Your Health》, Norman W. Walk, Norwalk Press, 1974
- 《Water: For Health, For Healing, For Life》, F.Batmanghelidj, Grand Central Publishing, 2003
- 《WHEAT BELLY》, William Davis, Thorsons, 2015

- 《60세부터 시작되는 치매 예방의 신습관(60歳からはじめる認知症の新習慣)》, 편집부, 아사히신문출판, 2018
- 《70세에 치매 환자, 110세에도 건강한 사람(70歳でボケる人、110歳で元気な人)》, 츠루미 다카후미, 가자히노문고, 2020
- 《간병 기초학(介護基礎学)》, 다케우치 다카히토, 이시야쿠출판, 2019
- 《굉장한 소금(すごい塩)》, 시라사와 다쿠지, 아사출판, 2016
- 《그 식용유가 당신을 죽인다(そのサラダ油があなたを殺す)》, 야마시마 데츠모리, ㈜SB크리에이티브, 2016
- 《난치병을 치유하는 미네랄(難病を癒すミネラル療法)》, 우와베 가즈마, 츄오아트출판사, 2017
- 《노화는 신체의 건조가 원인이었다(老化は体の乾燥が原因だった)》, 이시하라 유미, 미카사쇼보, 2010
- 《뇌 구조(脳のしくみ)》, 다카시마 아키히코, 니혼붕게이샤, 2006
- 《뇌 수명을 연장하다(脳寿命を延ばす)》, 아라이 헤이이, 문예춘추, 2020
- 《뇌에 좋은 음식, 나쁜 음식(脳にいい食, 悪い食)》, 이쿠타 사토시, PHP연구소, 2016

- 《뇌 질환 최신대책(脳の病気,最新対策)》, 편집부, 주부와 생활사, 2018
- 《당신을 살리는 물, 죽이는 물(あなたを生かす水,殺す水)》, 사토 세이시, 고사이도, 1993
- 《마시는 물, 나오는 물, 물 건강법(飲む水,出る水,水の健康法)》, 고노 도모미, 야스다 미츠야, 오오타 마사코, 농산어촌문화협회, 1993
- 《마이너스 이온수 건강술(マイナスイオン水健康術)》, 야마노이 노보루, 슈후노도모샤, 2000
- 《마이너스 이온으로 회복되는 건강(マイナスイオンでよみがえる健康)》, 호리구치 노보루, 겐다이쇼린, 2000
- 《마이너스 이온의 건강학(マイナスイオンの健康学)》, 야마노이 노보루, SUNROAD, 1997
- 《마이너스 이온의 비밀(マイナスイオンの秘密)》, 스가하라 아키코, PHP연구소, 1998
- 《마이너스 이온이 생명위기 시대를 구출한다(マイナスイオンで生命危機の時代を救う)》, 호리구치 노보루, 겐유칸, 1997
- 《마이너스 이온이 의학을 바꾼다(マイナスイオンが医学を変える)》, 호리구치 노보루, 겐유칸, 1996
- 《면역력을 높이는 소금 레시피(免疫力を高める塩レシピ)》, 아오야마 시호, 아사출판, 2021
- 《목덜미를 맛사지해 뇌척수액을 흐르게 하세요(首わしづかみで脳脊髄液を流しなさい)》, 미야기 마사테루, 코분샤, 2021
- 《몸에 좋은 소금, 나쁜 소금(からだにいい塩,悪い塩)》, 호소카와 가즈히로, 강기출판, 2016
- 《물로 혈액순환이 잘되게(水で血液サラサラ)》, 편집부, ㈜다카라지마샤, 2001
- 《물 박사의 생수 건강법(水博士の生水健康法)》, 가와하타 아이요시, ㈜민슈샤, 1995
- 《물, 생명과 건강 과학(水,いのちと健康の科学)》, 니와 유키에, ㈜비지네스샤, 1997
- 《물을 마시는 건강법(水を飲む健康法)》, 가와하타 아이요시, 고단샤, 1994
- 《물을 많이 마시면 치매는 얼씬도 하지 않는다(水をたくさん飲めば,ボケは寄りつかない)》, 다케우치 다카히토, 고단샤, 2018

• 《물의 과학(水の科学)》, 미시마 이사무, 마스미츠 히로시, ㈜나츠메샤, 2001

• 《물의 신비함(水の不思議)》, 마츠이 겐이치, 닉칸공업신문사, 1997

• 《물이 당신의 질병을 치유한다(水があなたの病を癒す)》, 하야시 히데미츠, KK롱구세라즈, 1994

• 《복용하면 안 되는 치매약(飲んではいけない認知症の薬)》, 히가시다 츠토무, 겐다이서림, 2015

• 《부모가 치매이면 읽어야 할 책(親の認知症に気づいたら読む本)》, 스기야먀 다카히로, 슈후노도모샤, 2019

• 《빵과 우유는 지금 당장 먹지마세요(パント牛乳は今すぐやめなさい)》, 우치야마 요코, ㈜마키노출판, 2017

• 《생명과 소금(いのちと塩)》, 사토 미노루, 사토 히데오, ㈜KOKORO, 2011

• 《소금도감(塩の図鑑)》, 아오야마 시호, 아사출판, 2016

• 《소금을 바꾸면 몸은 좋아진다(塩を変えれば体は良くなる)》, 우에다 히데오, 겐다이쇼린, 2014

• 《소금을 줄이면 질병을 만든다(減塩が病気をつくる)》, 이시하라 유미, 세이슌출판사, 2017

• 《온 가족이 치유하자, 치매(家族で治そう認知症)》, 다케우치 다카히토, 넹유기카쿠, 2008

• 《왜 물만 마셔도 치매가 개선되는가(なぜ水を飲むだけで「認知症」が改善するのか)》, 야마시타 데츠지, 카도카와, 2020

• 《왜 우유는 몸에 나쁜가(なぜ牛乳は体に悪いのか)》, 프랑크 오스키, 동양경제신보사, 2014

• 《우유는 어린이에게 좋지 않다(牛乳は子どもによくない)》, 사토 아키오, PHP연구소, 2015

• 《원적외선과 의료혁명(遠赤外線と醫療革命)》, 마에다 가로, 도세이샤, 1998

• 《원적외선과 의료혁명(續·遠赤外線と醫療革命)》, 마에다 가로·아즈마 요시히코, 도세이샤, 2001

• 《원적외선과 의료혁명(新·遠赤外線と醫療革命)》, 아즈마 요시히코, 도세이샤, 2003

- 《원적외선요법의 과학(遠赤外線療法の科學)》, 야마자키 도시히코, 닌겐토레키시샤, 1991
- 《원적외선·광냉난방혁명(遠赤外線光冷暖革命)》, 사사키 히사오, 닌겐토레키시샤, 2012
- 《유아는 한자로 천재가 된다(幼児は漢字で天才になる)》, 이시이 이사오, 코스모투완, 2000
- 《유방암 환자 80%는 아침에 빵을 먹고 있다(乳ガン患者の8割は朝,パンを食べている)》, 마쿠우치 히데오, ㈜GB, 2012
- 《음식 양생대전(食物養生大全)》, 츠루미 다카후미, 효겐샤, 2017
- 《의사가 알려주는 최고의 영양(医者が教える最高の栄養)》, 미츠오 다다시, 카도카와, 2020
- 《이 약이 치매를 낳는다(この薬がボケを生む)》, 곤도 마코토, 가쿠요쇼보, 2019
- 《이 약, 계속 복용하면 안 됩니다(この薬,飲み続けてはいけません)》, 우치야마 요코, 마키노출판, 2018
- 《장내세균과 뇌의 진실(腸内細菌と脳の真実)》, 이쿠타 사토시, 이쿠호샤, 2021
- 《장수하고 싶으면 빵은 먹지마라(長生きしたけりゃパンは食べるな)》,포부스 야요이, ㈜SB크리에이티브, 2016
- 《중증 치매가 치유되는 메커니즘을 규명했다(重度認知症が癒えるメカニズムを掴んだ)》, 우와베 가즈마, 히카루란도, 2020
- 《진짜 치매란 무엇인가?(ほんとうのトコロ,認知症ってなに？)》, 야마카와 미야에, 오사카대학출판회, 2019
- 《치매(認知症)》, 스기야마 다카히토, 슈호노토모샤, 2019
- 《치매 80%는 '물, 대변, 밥, 운동'으로 치유된다(ボケの8割は「水·便·メシ·運動」で治る)》, 다케우치 다카히토, 고사이도출판, 2019
- 《치매 가족을 구하는 치료 혁명(認知症家族を救う治療革命)》, 야마노이 마사유키, 겐다이쇼린, 2011
- 《치매는 뇌 질환이 아니다(ボケは脳の病気ではない)》, 다케우치 다카히토, 마키노출판, 2015
- 《치매는 멈출 수 있다(ボケは止められる！)》, 사토 도시히코, 파부라보, 2015

치매 예방과 치유, 물이 최고의 약

- 《치매는 이제 무섭지 않다(認知症はもう怖くない)》, 니시자키 도모유키, 상고칸, 2015
- 《치매를 예방한다(認知症を防ぐ)》, 편집부, 주부와 생활사, 2018
- 《치매, 암, 심장병을 극복하는 35가지 지혜(認知症、がん、心臓病にまけない３５の知恵)》, 주부와 생활사, 2019
- 《치매약을 끊으면 치매가 좋아지는 사람이 있다는데 정말인가?(認知症の薬をやめると認知症がよくなる人がいるって本当ですか？)》, 나가오 가즈히로, 겐다이서림, 2015
- 《치매에 걸리고 안 걸리고는 '장'과 '물'로 결정된다(ボケる、ボケないは「腸」と「水」で決まる)》, 후지타 고이치로, 아사히신문출판
- 《치매의 9대 법칙과 1원칙(認知症の9大法則と1原則)》, 스기야마 다카히토, 2017
- 《치매인가? 하고 생각하면 즉시 읽어야 할 책(認知症かな？と思ったらすぐ読む本)》, 기쥬츠효론샤, 2017
- 《치매 취급 설명서(認知症の取扱説明書)》, 히라마츠 루이, ㈜SB크리에이티브, 2019
- 《파킨슨병과 운동에 관한 책(パーキンソン病と運動の本)》, 오가와 준야, 닛토쇼인, 2021
- 《파킨슨병을 알고 싶은 당신에게(パーキンソン病を知りたいあなたへ)》, 다카하시 료스케, NHK출판, 2019
- 《파킨슨병을 잘 알 수 있는 책(パーキンソン病のことがよくわかる本)》, 가시하라 겐이치, 고단샤, 2019
- 《파킨슨병의 최신치료와 재활의 모든 것(パーキンソン病の最新治療とリハビリのすべて)》, 사쿠타 마나부, 닛토쇼인, 2019
- 《히트쇼크프로틴 가온 건강법(ヒートショックプロティン加温健康法)》, 이토 요코, ㈜호켄, 2018
- 《HSP가 질병을 치유한다(HSPが病気を治す)》, 이토 요코, ㈜비지네스샤, 2011
- 《HSP와 분자 샤페롱(HSPと分子シャペロン)》, 미즈시마 도오루, 고단샤, 2012

■ 찾아보기

Foreign Copyright:
Joonwon Lee　　Mobile: 82-10-4624-6629
Address: 3F, 127, Yanghwa-ro, Mapo-gu, Seoul, Republic of Korea
　　　　3rd Floor
Telephone: 82-2-3142-4151
E-mail: jwlee@cyber.co.kr

치매 걱정 없이 사는 슬기로운 치매 처방전

치매 예방과 치유, 물이 최고의 약

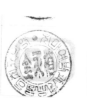

2022.　5.　20. 1판 1쇄 발행
2023.　8.　2. 1판 3쇄 발행

지은이 | 김영진
펴낸이 | 이종춘
펴낸곳 | BM (주)도서출판 성안당
주소 | 04032 서울시 마포구 양화로 127 첨단빌딩 3층(출판기획 R&D 센터)
　　　 10881 경기도 파주시 문발로 112 파주 출판 문화도시(제작 및 물류)
전화 | 02) 3142-0036
　　　 031) 950-6300
팩스 | 031) 955-0510
등록 | 1973. 2. 1. 제406-2005-000046호
출판사 홈페이지 | www.cyber.co.kr
ISBN | 978-89-315-5858-6 (03510)
정가 | 16,000원

이 책을 만든 사람들
책임 | 최옥현
진행 · 편집 | 정지현
교정 · 교열 | 안종군
본문 디자인 | 디자인라인
표지 디자인 | 박현정, 박원석
홍보 | 김계향, 유미나, 정단비, 김주승
국제부 | 이선민, 조혜란
마케팅 | 구본철, 차정욱, 오영일, 나진호, 강호묵
마케팅 지원 | 장상범
제작 | 김유석

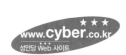
www.cyber.co.kr
성안당 Web 사이트

■ 도서 A/S 안내

성안당에서 발행하는 모든 도서는 저자와 출판사, 그리고 독자가 함께 만들어 나갑니다.
좋은 책을 펴내기 위해 많은 노력을 기울이고 있습니다. 혹시라도 내용상의 오류나 오탈자 등이
발견되면 "좋은 책은 나라의 보배"로서 우리 모두가 함께 만들어 간다는 마음으로 연락주시기
바랍니다. 수정 보완하여 더 나은 책이 되도록 최선을 다하겠습니다.
성안당은 늘 독자 여러분들의 소중한 의견을 기다리고 있습니다. 좋은 의견을 보내주시는 분께는
성안당 쇼핑몰의 포인트(3,000포인트)를 적립해 드립니다.

잘못 만들어진 책이나 부록 등이 파손된 경우에는 교환해 드립니다.